U0218666

get it 轻知

吃出不老体质

廖欣仪 著

中国轻工业出版社

现代人延缓衰老的饮食指引

在现今这个追求健康和长寿的时代,《吃出不老体质》这本书是一盏引领我们通往健康之路的明灯。

作者廖欣仪营养师拥有丰富的临床经验。这本书展现了她对食品营养学的深刻理解,为读者提供了一个全新的视角来看待饮食对健康的影响。作者不仅详细介绍了各种食物的类型和特性,更重要的是,她针对不同体质的人群制订了一系列简单易行的饮食计划。这些计划能帮助读者达到养生和延缓衰老的目的。她的建议基于科学研究和实证医学,让人们能够有信心地遵循指导,朝着更健康的生活方式迈进。

此外,在这本书中,作者结合临床经验,从营养师的角度出发,针对特定疾病和健康状况提供了专业的饮食建议。这些建议不仅有助于疾病的康复,也有助于人们的整体健康。

《吃出不老体质》不仅是一本营养指南,更是一本生活指导书。它适合所有追求健康生活的读者阅读,无论是对饮食有特殊需求的人，还是只想改善日常饮食习惯的人。作者用她的专业知识和热情，指导我们走上健康之路。

在阅读这本书时，您会发现，健康的饮食不仅是食物的选择，更是生活方式的选择。作者在书中告诉我们的正是如何通过科学合理的饮食，达到身心健康和长寿的目标。这本书将会成为您健康生活方式的重要指南和伙伴。

王治元　医师

台湾大学医学院内科教授／
台湾大学医学院附设医院内科部副主任/代谢内分泌科主任

怎样做
才不显老

说到"老"，你会想到什么？老态龙钟、行动不便、白发、皱纹，这些外在形象会不自觉地出现在脑海里。随着年龄增长，外貌体态的改变让人感慨，但这些还不要紧，最令人不安的是"老"常跟"病"画上等号，例如高血压、糖尿病等慢性病会在老化过程中出现，工作了大半辈子，赚了钱没办法享受，年老还要花时间往医院跑，给子女带来负担。

"久病床前无孝子"这句话说得难听，其实，在压力如此大的现代社会里，谁也不愿意做拖累子女的老人。

做医生久了，我接触的患者及照护家属很多，我深刻体会到病痛不仅折磨着患者，也拖垮了家属，父母健康才是子女最大的福气。我总在事后替他们感到惋惜："如果能尽早听取专业人士的建议，病情不至于那么严重。"有些人不清楚饮食与疾病的关系，有些人虽然清楚饮食的重要性却无法长期坚持健康的饮食习惯，当小毛病累积成大病痛时才来寻求帮助，此时将要花更大的力气来解决问题。

我常跟长者们聊天，他们回想人生历程时发觉，身强体壮的时期大约在40岁之前。年轻时，不管怎么大吃大喝、运动玩乐、熬夜工作都不会累，即使累了也能很快恢复，隔天又生龙活虎，但到了某一天突然发现自己这样吃也胖、那样做也累，接着身体就会出现小毛病。如果用工作忙碌等作为借口逃避改变不良的生活习惯，小毛病很容易变成大问题。

严格来说，人体在30岁之后就开始面临老化问题，例如30岁后骨质开始流失，胶原蛋白流失速度加快，40岁后肌肉开始流失，关节容易磨损发炎，行动力逐渐退化，如果长期放任不管，很有可能提早遇上更年期或患上慢性病。

延长健康寿命很重要。所谓"健康寿命"，是指一个人健康无疾病且能自理生活的时间，目前台湾平均健康寿命约为72岁，而平均寿命约为81岁，这样来看，人们平均有九年的时间可能与病痛为伴。更严重的是，某些人需要他人照护才能生活，这可能会造成家庭负担，老年生活也可能在空虚不安和面对老去的惆怅之中度过。

不想在退休后度过病痛缠身的晚年，如何实现健康老化是一个值得深思的问题。现代医学研究已经证实，通过健康的饮食、适度的运动以及良好的作息，能够延缓人体老化速度并维持更年轻的外表。那些身材标准、步履轻盈的人看起来也确实比同龄人更年轻。健康老化是令人向往的目标，尽早开始制订"逆龄计划"，着手打造健康的基础，才能缩短健康寿命与最终寿命之间的距离，进而真正享受无病痛的退休生活，这也是预防医学的初衷。

人体就像机器一样，所有器官、血管、关节都需要保养才能长期运作，营养素就是人体所需的保养液，保养工作做好，人体才能长久正常运作。

在本书中，我会教你如何观察自己身体的弱点，然后通过调整饮食与作息化解问题。掌握健康饮食的原理并执行，你就会发现岁月的脚步在自己身上比在别人身上走得慢，你的行动将灵活稳健，神采奕奕的外表会让你感谢自己一路的坚持。

现在，让我们一起开始实行逆龄计划吧！

即将迎来超高龄社会，保养要超前部署

根据世界卫生组织的定义，"高龄化社会"的认定以"65岁以上老年人口占总人口7%以上"为依据，若老年人口达到14%则为"高龄社会"，老年人口达到20%则为"超高龄社会"。2018年，台湾的老年人口达到14.05%，台湾已迈入高龄社会，预计将于2025年迈入超高龄社会，到那时每5人之中就有一人是65岁以上的老年人。

迈入超高龄社会也意味着青壮年的负担越来越重。据相关

机构统计，截至2020年，台湾平均每4名青壮年要负担一名老年人。预计到2030年，这个比例会变成每2.5名青壮年要负担一名老年人，而到了2070年，每1.1名青壮年要负担一名老年人。

日本在2007年就已进入超高龄社会，是全球老年人口比例最高的国家，预计到2025年，日本65岁以上老年人口将超过30%，其中75岁以上老年人口将占总人口的18.1%，因此日本很早就开始应对人口高龄化问题，甚至出现"下流老人""流沙中年"等名词。"下流老人"一词不是在歧视高龄者，原意是指收入低、生活条件不佳，过着中下阶层生活的老年人，而"流沙中年"是指中年时因照护家人而离开职场，无法维持收入的中年人。"流沙中年"无论心理上还是经济上皆陷入流沙困境，之后想再回到职场也是一件难事，最终也可能沦为"下流老人"中的一员。为了避免成为"下流老人"，年轻时除了存退休金，存好健康的本钱也非常重要。

超高龄社会可能面临的问题

人口结构老化、劳动力不足、出生率降低让社会生产力下降。超高龄社会除了造成经济层面的问题，人们的生活品质与健康状况也面临考验。

❶ 青壮年夹在工作与照顾父母和孩子之间，生活压力较大

在青壮年时期，无论事业还是家庭都应该"蓬勃发展"，此时如果父母健康，年轻人就无后顾之忧；如果父母经常生病，需

9

要人照顾，年轻人就得兼顾家庭与事业，长期"蜡烛两头烧"。长期处于高压状态下，除了生活品质下降，还容易增加罹患精神疾病的风险。

❷ 老年人退休年龄延后（劳动年龄上升）

医疗水平提高延长了平均寿命，已达退休年龄，还愿意继续工作的人比例增高。年长者若身体状况不佳，回到职场可能会遭遇被歧视或薪资不佳等问题。

❸ 老年人退休后如果患上重大疾病，会加重家庭负担

好不容易到了退休年龄，准备开始享受生活，却罹患脑卒中、心脏病等严重疾病，变成行动不便、需要他人照顾的患者，这种情况很容易影响自尊心较强的长者的心理健康。这类长者罹患抑郁症或自杀的比例较高，有的会因身体状况不佳而对家人进行情绪勒索或言语霸凌，进一步加重家庭负担。

❹ 需要照顾配偶的老年人越来越多，照顾者因不堪照护压力而导致身心俱疲

照顾失智配偶的老年人容易出现抑郁倾向，甚至可能采取极端做法，因此照顾者的心理健康需要引起重视。

其实"老"并非造成社会负担的主要原因，"不健康的老"才是。当老年人失去健康、生活无法自理，需要家人照护时，才会形成一种负担。因此，为了能健康地度过退休生活，享受美好的人生下半场，我们应该尽早学会保养自己的身体，不要成为压垮家人的最后一根稻草。

提前做好计划，逆龄不是难事

我常在网站上看到关于各国"能人异士"的视频，例如81岁的日本爷爷在公园里与年轻人一起溜滑板，80岁的英国奶奶在电视节目上非常有力地跳着高难度的萨尔萨舞，还有个瑞典的老奶奶，她在90岁生日那天成功挑战滑翔翼，之后便开始尝试各种空中冒险运动，在103岁的时候还打破"年龄最大的双人跳伞参与者"的世界纪录。对于这种特殊案例我都非常感兴趣：到底他们平日里如何保养身体？有何种异于常人的个性，才能维持健壮的身体，愿意挑战自我极限，并做出颠覆传统印象的事情呢？他们做得到，我是否也能做到？

多活十年的秘诀

其实关于长寿或养生的流行病学研究非常多，总结各国的研究，不外乎是些老生常谈，例如"保证健康饮食""保持标准体重""坚持适度运动""喝酒不过量""完全不抽烟"等，长年坚持这几项原则，可以比别人多十年的寿命。另外有研究发现，乐观的人比悲观的人寿命更长，罹患慢性病的概率更低，这可能与睡眠质量好、心情开朗、抗压能力强有关。因此想要健康地变老，不仅要强调生理健康，心理健康也同样重要。

地球上某些地区居住着世界上最长寿的人，研究人员发现了五个"蓝色乐活区（Blue Zone）"，这里的居民平均寿命较长，健康寿命也较长，这些地区分别是日本冲绳、意大利撒丁岛、希腊伊卡里亚岛、哥斯达黎加尼科亚半岛与美国加利福尼亚州罗马琳达市。在这些地区，百岁老人并不稀奇，这是基因导致的，还是饮食与生活方式导致的？这值得大家进一步探讨。

1 日本冲绳

日本冲绳的老年人几乎没有退休的概念，他们从年轻到老都持续劳动，例如捕鱼、农耕等，即使退休在家也喜爱园艺工作，维持足够的活动量。他们种植大量蔬果等植物，因此食材大多是天然有机的，如蔬果类、豆类、薯类等。相较于植物性食物，他们摄取的肉类比例较低，饮食七分饱即止，在多蔬果、少肉类、七分饱的情况下，平均每日摄取热量少于2000千卡。研究还发现，他们拥有丰富的社交生活，这对保持身心健康和长寿起到了积极的作用，因此，社交因素也是冲绳老年人长寿的重要因素之一。另外，也有研究发现他们的睡眠质量较好，入睡时间较短，这也是长寿的重要因素之一。

2 意大利撒丁岛

撒丁岛居民的平均寿命高，是百岁人口比例最高的地区之一。综合各项研究发现，撒丁岛居民的饮食大多以全麦面包、豆类、蔬菜、水果等为基础。除了饮食习惯健康，撒丁岛的长者社交圈很广，平日较少独处，有活跃的社交生活，很乐意参与社区活动。多数长者很喜欢与年轻人相处交流，甚至协助举办活动维系社交圈。这些社交活动使他们能够保持头脑清晰、较少出现抑郁等负面情绪。

❸ 希腊伊卡里亚岛

伊卡里亚岛的长寿老人数量也很多，他们大多拥有自己的田地，农业耕作是其主要的活动，饮食以豆类、蔬菜、水果和鱼类为主，是标准的地中海饮食。在生活方面，研究显示80岁以上长者参与社交活动的比例超过80%，这表明正向的社交活动有助于实现长寿。

❹ 哥斯达黎加尼科亚半岛

尼科亚半岛百岁男性的比例排名全球第二，居民的传统饮食包括南瓜、玉米、豆类、坚果、水果等，他们多蔬果的饮食习惯有助于保持身体健康。值得一提的是，90岁以上的老年人有一些共同特征，就是他们皆与家人居住在一起，且有照顾家人的意愿，这表明"被需要"的生活形态或许是长寿的秘诀之一。

❺ 美国加利福尼亚州罗马琳达市

罗马琳达市的居民比一般美国人平均多活8～10岁。他们有四成的人坚持素食或奶蛋素饮食，荤食者摄取的肉类以鱼肉居多。他们不抽烟，喝酒少，每天都在大自然中运动，经常参加教会活动，有强烈的社区归属感。因为经常为他人付出、表现善意，他们通常拥有平和的心境，不容易出现抑郁等负面情绪，这有助于长寿。

饮食习惯与心理状态影响寿命长短

这些蓝色乐活区居民有些共通之处，例如他们会食用当地种植的蔬菜、水果、全谷类、豆类等植物性食物，每餐不过量并避免摄取过多糖分和加工食品；与朋友聚会时，他们喜欢小酌却不酗酒；他们愿意学习新事物并安排社交生活，利用步行、园艺工作等活动来维持每日的活动量；老年人通常过着退而不休的自在生活。

随着年龄增长，身体功能会逐渐衰退，但我们不能等到老年时才开始想治疗疾病。目前已知通过健康饮食与生活方式能延缓慢性病的发生，也可降低年老后肌少症或阿尔茨海默病的发生率，因此应该尽早规划健康饮食与生活方式，从40岁开始，甚至更早就重新审视饮食与生活方式，重视预防医学的重要性，这样才能避免衰老所带来的严重后果，健康地享受人生的下半场。

吃错素食危害健康

过去人们吃素多半是因宗教信仰，现代人吃素通常与环保、乐活、养生等观点相关。人们往往认为吃素食较健康，其实吃错素食反而不利于健康。例如有人认为吃素能减肥，但吃错素食不仅容易忽略优质蛋白质，也容易摄取过量淀粉。如果常吃素食加工品，反而容易摄取过多的油脂与糖类，越吃越胖。

另外，奶蛋素者通常不会有营养素缺乏的问题，但全素者能吃的食物种类有限，容易出现营养素缺乏的状况。例如长期不吃鱼蛋肉类的人，身体易缺乏优质蛋白质而造成肌少症、贫血或免疫力低下等问题。植物性食物缺乏维生素B_{12}，这种维生素长期缺乏可能造成手脚麻木、抑郁、认知失调等情况，使身心受损。以下是总结、整理的"吃错素食可能缺乏的营养素与改善办法"。

缺乏的营养素	可能的原因	症状	改善办法
蛋白质	高蛋白质食物摄取不足	肌少症、免疫力低下、贫血、伤口愈合不良	每餐都要摄取豆腐、豆腐干、豆浆等大豆制品
维生素B_{12}	完全不摄取动物性食物，例如蛋奶类	易疲劳、专注力与记忆力差、抑郁、巨幼细胞贫血	均衡摄取全谷类、海藻类、发酵食品，或服用维生素B_{12}补充剂
维生素D	完全不摄取蛋奶类，且日晒时间过少	罹患骨质疏松、佝偻病、抑郁或情绪低落	每天日晒时间不少于15分钟
钙	没有摄取奶类食物，大豆制品又吃得少	罹患骨质疏松、情绪不稳定、失眠、容易紧张	多吃深绿色蔬菜、豆类、坚果，或遵照医嘱补充钙片
铁	植物类食物中的血红素铁人体不易吸收	缺铁性贫血、疲倦、晕眩、心悸、脸色苍白、免疫力低下、健忘	摄取维生素C有助于铁的吸收，可在饭后吃柑橘等富含维生素C的水果补充维生素C
锌	高蛋白质食物与全谷类食物摄取不足	影响儿童发育，降低人体免疫功能，孕妇易发生早产	均衡摄取全谷类、豆类、坚果类
DHA	鱼类是DHA的主要来源，素食者不吃鱼，如果又很少吃海藻或坚果，很容易缺乏DHA	DHA为孕妇、婴幼儿所需的必需脂肪酸，缺乏时会影响宝宝智力发展	摄取坚果、海藻和亚麻籽油，其中的α-亚麻酸可在人体内转化成DHA；必要时遵照医嘱补充DHA

目录

第三部分　14天餐单、食谱与饮食建议

第四部分　抗老饮食生活与日常保健

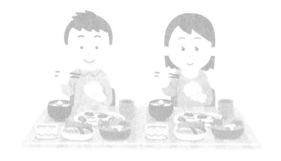

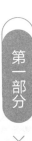

第一部分

×

逆龄的四大关键

你看起来真的没变老吗

外表看起来正常，不代表没有内在疾病。例如，一个有啤酒肚的中年人，他的血管里可能充满油脂，将来罹患心血管疾病的风险非常高。同样地，一个皮肤粗糙暗沉的人，可能有肠代谢不顺畅的问题，将来罹患大肠癌的概率比别人高。虽然他们的外表看起来没有患病的迹象，也不影响其生活和工作，但这些潜在问题长期积累，可能会演变成疾病。

因此，如果想要逆龄并且保持健康，除了注重外表，也要注意内在潜在问题的防范。有许多研究已经证实，如果一个人的日常保健措施得当，他的健康寿命将比一般人更长，外表看起来也会比同龄人年轻。健康地变老是主要目标，而保持青春的外貌是附加价值。

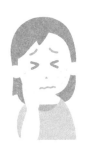

逆龄的四大关键

关键一 保持标准体形

参加同学会时，我们总会有些惊讶。例如，"那些年我们一起追的女孩"依旧貌美如花，潇洒的班长从斯文书生变成"肌肉男"，原本是"透明人"的女同学变成气质型美女，死党"小胖子"变成时尚男模……从外形看，你就会发现这些"冻龄"同学通常拥有标准的身材。

肥胖让人显老，罹患各种疾病的概率也增高

逆龄的第一步就是要"保持标准体形"，因为拥有标准体形是健康的基础。从外观来看，肥胖会导致脸部脂肪堆积、双下巴、脸部皮肤松弛等，这可能会让人看起来比较老，也会影响人的自信心和自尊心。体重过重也会增加关节的负担，尤其是膝关节和髋关节，这些关节必须支撑身体重量，当体重超过正常范围时，这些关节会承受额外的压力。随着时间的推移，这些关节可能会逐渐损坏，导致关节疼痛、僵硬和关节炎等问题，一旦出现关节问题，走起路来就会显得老态龙钟。

排序	2022年台湾十大死亡原因	
1	恶性肿瘤（癌症）	①
2	心脏疾病	②
3	新型冠状病毒（COVID-19）感染	
4	肺炎	
5	脑血管疾病	③
6	糖尿病	④
7	高血压性疾病	⑤
8	事故伤害	
9	慢性下呼吸道疾病	
10	肾炎、肾病综合征及肾脏病变	⑥

与肥胖相关的死亡原因

肥胖让人显老，也让罹患各种疾病的概率提高。在2022年台湾十大死亡原因中，就有多项疾病与肥胖有关（上方表格已指出），以下进行说明。

1 恶性肿瘤（癌症）

多方研究已经证实肥胖和某些癌症之间存在关联。肥胖者体内脂肪过多，可能导致内脏被脂肪浸润，进而引发慢性炎症。长期下来，这种情况可能会促使癌细胞生长，大肠癌、胃癌、食管癌、肝癌、胆囊癌、胰腺癌、子宫癌、乳腺癌等都与肥胖有关。

2 心脏疾病

根据美国心脏病学会的报告，肥胖是心脏病、高血压等心血管疾病的主要风险因素之一。肥胖会导致心脏负担过重，使心脏需要更多的氧气和营养素，进而增加心脏疾病的发生风险。肥胖者或常食用高油高糖食物的人的低密度脂蛋白胆固醇（LDL-C）浓度容易偏高，这也是许多人体检时常见的"红字项目"。LDL-C浓度过高，不仅容易形成血栓，还可能导致冠状动脉硬化。在长期不均衡饮食的作用下，这些疾病可能会进一步发展成冠心病、心室肥大，甚至心力衰竭。

3 脑血管疾病

与发生心脏疾病的原理相同，肥胖者血脂高，会增加动脉硬化或堵塞的风险。当脑部血管堵塞时，就会引起缺血性脑卒中（脑梗死），如果没有及时治疗，可能造成中重度残障。

4 糖尿病

过多的腹部脂肪会释放多种脂肪激素和炎症因子，导致慢性炎症和胰岛素抵抗。胰岛素抵抗指的是人体细胞对胰岛素的敏感性下降，造成血液中的葡萄糖无法顺利进入细胞被使用，使得血糖升高，细胞却无法获得养分，进而发展成糖尿病。许多人不知道的是，即使体重正常，内脏脂肪过高也会导致胰岛素抵抗，增加罹患糖尿病的风险。因此，将体脂控制在正常范围内是非常重要的预防措施。

5 高血压性疾病

肥胖者的血管常有脂肪堆积，导致血流阻力变大、血管壁弹性变差，最后引起高血压。而高血压也是心脏疾病、脑血管疾病、糖尿病、肾病等重大慢性病的共同危险因子。而研究证实，肥胖者若减重1千克，其收缩压通常可以降低1mmHg（毫米汞柱），因此对于肥胖的高血压患者而言，减重对稳定血压有很大帮助。

6 肾炎、肾病综合征及肾脏病变

肥胖者的脂肪细胞会分泌炎症因子，使身体长期处于炎症状态下，肾脏很容易受到损伤，进而引发慢性肾炎、出现尿蛋白等，影响肾脏功能。国内外的研究显示，肾脏疾病患者若未进行饮食控制并持续肥胖，会进一步加速肾脏疾病的恶化。

脂肪肝通常与高脂饮食、过量饮酒等因素相关。当血液中的油脂流经肝脏时，肝脏可能无法有效处理这些油脂，油脂在肝脏堆积，进而形成脂肪肝。这种情况如果长期存在，可能会对肝细胞造成伤害，进而导致肝纤维化、慢性肝病、肝硬化等问题。而通过健康饮食、适当运动，可以改善脂肪肝。例如，减少高脂高糖食物的摄取，增加蔬果、全谷类等高膳食纤维食物的摄取，同时适当运动。如果已经罹患脂肪肝，但仍继续大量摄取高脂高糖食物，脂肪肝会进一步恶化，进而导致肝纤维化、肝坏死，肝功能也就无法恢复了。因此，坚持健康的饮食和生活习惯，是改善脂肪肝的关键。

　　我们也可发现心脏病、脑卒中、糖尿病、高血压、肾病等疾病都和血管老化有关。例如，随着年龄增长，血管的弹性会变差，导致高血压；而动脉中的油脂聚积，会导致心脏病、脑卒中等疾病的发生。虽然血管老化现象在外观上无法看出，但它对健康的影响是重大的。因此，延缓血管老化是保持健康的重要措施之一，也是逆龄计划中相当重要的一环。

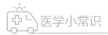 医学小常识

普通肺炎和新型冠状病毒感染有什么不同？

普通肺炎指的是由流感病毒或其他病毒引起的肺炎，以及由慢性阻塞性肺疾病引起的肺炎，不同于新型冠状病毒（COVID-19）引起的肺炎。

需要注意的是，肥胖者确诊新型冠状病毒感染后，致死率比普通人高，这是因为肥胖者长期处于炎症状态下，其免疫力较弱，一旦感染新型冠状病毒，对健康的影响可能更为严重，很容易引起并发症。

心脏疾病也会加速脑部退化

美国心脏协会在2022年的统计资料中指出，与老化相关的脑部疾病，如阿尔茨海默病，近年来正在大幅增加，而且脑部疾病与许多导致心脏病的危险因子有关。高血压、糖尿病或肥胖症患者，除了罹患心脏病的概率会增加，罹患阿尔茨海默病的概率也会增加，原因在于长期不正常的血压会影响脑血管的健康，而在罹患脑卒中等脑血管相关疾病后，脑血管的损坏会影响人的思考或认知，让阿尔茨海默病更加恶化。

相反地，研究证实，拥有健康血管的老年人的认知功能较为正常。另有一些研究指出，中年时没有心脏疾病的人，在年老时罹患阿尔茨海默病的概率会大幅下降，因此建议40岁以上的人积极关注心脏健康，以降低日后罹患阿尔茨海默病的概率。

控制体重可降低疾病发生率

许多针对肥胖与癌症的研究都明确指出：将体重控制在标准范围内可减少癌症的发生，并能够避免其他非癌症疾病，如心血管疾病、糖尿病、退行性关节炎、免疫性疾病等。研究表明，肥胖者在确诊糖尿病的5年内，只要利用饮食与运动将体重减少10%，就能够减轻糖尿病的症状。许多糖尿病患者在采用健康饮食减肥后，不仅将体重控制在标准范围内，连使用糖尿病药物的情况也得到改善，而这都是在医疗人员的监督下进行的。因此，改变错误的饮食习惯是非常重要的。坚持良好的饮食习惯，规律运动，适当减肥，远离疾病并不困难。请大家保持标准体重，避免疾病上身。

如何判断自己是否肥胖

有三种方式可判断自己是否肥胖：测量体脂率、计算身体质量指数（BMI）、计算腰臀比。

1 测量体脂率

光看体重无法得知是否肥胖，要判断是否肥胖可以看体脂率。建议用体脂秤测量体脂率。如果家中没有体脂秤，可以去健身房或药店使用，也可以购买家用型体脂秤，虽然家用型体脂秤的准确度不如专业型体脂秤，但其数据仍具有参考价值，而且在家中用体脂秤可以定时监测体脂率，甚至把资料传送到手机APP中，随时记录自己体脂率的变化，这对体重控制有益。体脂率标准范围如下。

性 别	标准		警戒区		肥 胖
	18~30岁	>30岁	18~30岁	>30岁	
男 性	14%~20%	17%~23%	20%~25%	23%~25%	25%以上
女 性	17%~24%	20%~27%	24%~30%	27%~30%	30%以上

2 计算身体质量指数（BMI）

家中没有体脂秤时，可利用体重与身高数据计算出BMI，简易判断自己是否肥胖。

BMI＝体重（千克）÷身高的平方（米^2）

★体重过轻：BMI＜18.5

★正常范围：18.5≤BMI＜24

★异常范围

　　◇过重：24≤BMI＜28

　　◇轻度肥胖：28≤BMI＜32.5

　　◇中度肥胖：32.5≤BMI＜37.5

　　◇重度肥胖：BMI≥37.5

例如　体重90千克，身高175厘米的人
BMI＝90÷1.75^2≈29.4（千克/米^2）
属于轻度肥胖

特别提醒

通过计算BMI来判断是否肥胖，并不能考虑体脂率、肌肉量等因素，因此某些人群不适合使用这一判断方法。

● 运动员、健美选手或肌肉较发达者体内脂肪的比例容易被高估。

● 老人与肌肉失用者（例如小儿麻痹症患者、肌肉萎缩者）体内脂肪的比例容易被低估。

● 孕妇不适合使用这一判断方法。

3 计算腰臀比

根据调查，台湾45岁以上人群中有超过一半的人腰围超过标准范围。腰围越大，内脏脂肪越多，罹患"三高"的概率也会增加。此外，体重负荷过大也可能导致腰痛或椎间盘损伤等骨骼疾病。一般来说，男性腰围应小于85厘米，女性腰围应小于80厘米，如果超过这一标准，代谢综合征的发生风险会大大增高。当然，体形高大的人腰围自然比较大，此时建议以腰臀比来判断是否肥胖。

腰臀比（WHR）＝腰围÷臀围

一般来说，男性腰臀比 ≥0.90，女性腰臀比 ≥0.85为肥胖。

> 例如 男性腰围95厘米，臀围102厘米
> 腰臀比为：95÷102≈0.93
> 属于肥胖

逆龄的四大关键

关键二　持续健康饮食

目前经过研究证实，能有效延长健康寿命的健康饮食法，以"地中海饮食"与"得舒饮食"最为热门。

地中海饮食

数据显示，地中海周边国家居民的健康指数优于其他地区，学者便开始研究地中海周边国家居民的饮食方式。研究发现，地中海周边国家居民日常会摄取大量植物性食物，搭配适量的鱼肉、禽肉及红酒，较少摄取红肉与加工品。这种"地中海饮食"能有效降低罹患疾病的概率，例如心血管疾病，因此，地中海饮食对于心脏有保护作用。

得舒饮食（DASH饮食）

美国国立卫生研究院提出的高血压饮食指南"得舒饮食"，对于调控血压有很好的效果。得舒饮食的原理是补充富含钾、镁、钙等矿物质的食物，协助调控血压，同时摄取高膳食纤维和低饱和脂肪酸的食物来预防动脉硬化。得舒饮食是一种全方位的饮食方法，如果还能在日常生活中减少钠的摄取量、节制饮酒、适当运动等，不但可以降低心血管疾病的发生风险，也有利于骨质健康。

适合亚洲人的饮食习惯

从地中海饮食与得舒饮食中可以发现几项相似的做法，这也适合亚洲人的饮食习惯。我将其总结为以下7点。

在日常生活中，我们可以逐步改变不良的饮食习惯，利用"原子习惯"养生抗老。

1 适量摄取原形淀粉

多摄取全谷杂粮类食物，例如早餐可以吃麦片、土豆、红薯等，午餐和晚餐可以吃糙米饭或杂粮饭，也可以将南瓜、玉米、山药等作为主食，这样能增加食物的品种，也能增加膳食纤维的摄取量。但要注意控制分量，即使是高膳食纤维的全谷物也不能摄取过多，否则过多的热量也会转化成脂肪在体内堆积。

2 选择优质蛋白质

多选择含钙的大豆制品如豆腐、豆腐干，摄取的肉类应以白肉为主，如鸡肉、鱼肉等高蛋白低脂肉类，减少红肉如牛肉、羊肉、猪肉等的摄取频率。食用肉类时，避免食用肥肉及外皮，以降低饱和脂肪酸的摄取量。每天摄取2~3份乳制品，以补充钙及优质蛋白质，例如鲜奶、酸奶、奶酪等。乳制品也可以用来做菜，例如用鲜奶取代奶油煮玉米浓汤，或用低脂奶酪丝做焗饭，都可以增加钙的摄取量。

3 选择优质脂肪

应使用橄榄油、亚麻籽油等健康的油类，并且避免摄取反式脂肪酸。有研究指出，将饱和脂肪酸摄取量降至总热量的7%以下，适量摄取不饱和脂肪酸，有助于降低患心血管疾病的概率。以下是"吃好油"的重要原则。

Ⓐ 减少烹调用油

例如，肉类本身就含有油脂，可用干煎法代替快炒逼出肉本身的油脂；避免食用油炸食物，使用清蒸、凉拌、炖煮等少油烹调法，能有效减少烹调用油；烹调用油以植物油为主，可以选择橄榄油、葵花子油、芥花油等。

Ⓑ 用坚果种子类取代部分油脂

可以用核桃、腰果、杏仁、榛果取代部分油脂。坚果种子不但含有丰富的不饱和脂肪酸，还含有多种矿物质（如钙、钾、镁），以及丰富的维生素E（强抗氧化物），对人体健康有益。建议每日摄取一掌心的坚果（5~10颗），可于三餐时食用，也可作为加餐食用。需要注意的是，选择原味、低温烘焙的坚果更健康。

© 摄取ω-3脂肪酸

人体所需的EPA、DHA无法由人体自行合成，必须从食物中摄取。鱼油是ω-3脂肪酸的良好来源，建议每周摄取2~3次鱼类，例如秋刀鱼、鲈鱼等，摄取适量鱼油可保护心血管。核桃、亚麻籽、藻类等是植物性ω-3脂肪酸的良好来源，素食者应定时补充此类食物。

4 每日吃2份水果

水果含有维生素C、维生素E、多酚类等抗氧化营养素，能够对抗自由基，避免自由基伤害细胞或组织，从而延缓老化。建议每日吃2份水果，每份水果约一个女性拳头大。得舒饮食法建议多选择高钾水果以帮助调控血压，香蕉、哈密瓜、小番茄、草莓、猕猴桃等都是不错的选择。

5 每日吃5盘蔬菜

蔬菜中的维生素、膳食纤维与植物多酚含量丰富，高膳食纤维饮食能让肠道有益菌增加，使肠道更健康。每日都要摄取多种蔬菜，以获得不同的植物多酚。高钾蔬菜对于需要控制血压的人也有帮助，苋菜、菠菜、空心菜、芹菜等绿色蔬菜是不错的选择，竹笋、牛蒡、茄子的钾含量也不低。

6 每餐七分饱

动物实验发现，每日限制热量的动物死于老化相关疾病的概率比自由饮食的动物少了三成，且进行热量限制的动物外表明显更年轻、健康，推测是与限制热量后体内Sirtuin基因增加有关。Sirtuin基因是动物为抵抗饥饿所衍生出的"对策"，据说能活化线粒体、提高能量利用率、减少活性氧对身体的伤害，因此有长寿基因之称。其实日本长寿村的长者们也一直保持七分饱的饮食习惯，七分饱不仅能让肠胃更舒服，还有助于保持体形，真是一举多得。

7 适量喝红酒或喝茶

地中海饮食中的一项建议是：成人每天饮用适量红酒（女性150毫升/日，男性300毫升/日）。研究显示，其健康益处可能与红酒中的多酚类有关。如果你不能喝酒（体内缺乏乙醇脱氢酶等），可以改喝无糖茶，例如普洱茶、绿茶、乌龙茶和红茶，这些茶叶都含有茶多酚。茶叶中的儿茶素具有抗氧化作用，有研究指出，儿茶素对于预防心血管疾病和预防认知功能退化有帮助。有些人喝某种茶容易胀气或感到胃不舒服，也可以试试其他茶饮。容易胃痛的人应该避免空腹喝茶，饭后喝茶可避免产生不适感。

"年纪大了就会发福"只是借口，饮食与行为才是关键

我们常认为"年纪大了就会发福"，将自己的肥胖合理化。但是，有研究指出这只是一个自欺欺人的借口。美国的研究人员收集了来自29个国家、6000多位受试者的数据，分析他们的基础代谢率，发现1岁幼儿的基础代谢率是成年人的50倍，2岁后基础代谢率以每年3%的速度下降，而20～60岁时基础代谢率是稳定的，60岁之后再以每年0.7%的速度下降。这表明中年时期的基础代谢率并不像人们所想的那样发生快速下降，中年发福的主要原因是摄取的热量大于消耗的热量。

学生时期除了上体育课，参加社团活动、上课通勤也会让活动量增加，但一般人在进入职场后，活动量会因为工作或家庭事务而逐渐减少，此时如果饮食习惯不改变，又经常应酬、聚餐，大量摄取食物的机会增多，热量过剩的情况就会出现，多余的热量会变成脂肪储存起来。仔细观察身边发福的人，你会发现有不少人是因为工作需要频繁应酬或不爱运动等发福，绝对不是因为基础代谢率变低了而发福。

另外，随着年龄增加，肌肉会跟着流失，研究显示，30岁之后缺乏运动的人，每十年将减少3%～8%的肌肉量，肌肉量减少会使基础代谢率降低，如果长期缺乏运动，中年时的身体成分将以脂肪居多，而肌肉不足，健康状况堪忧。

简单来说，在进入职场后，如果你能维持与学生时期一样的活动量，养成规律运动的习惯，并减少聚餐或应酬，中年时期的体形将会与学生时期差不多，甚至在规律饮食及运动的情况下，体形可能比学生时期更好。

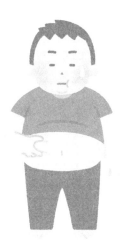

逆龄的四大关键

关键三　规律适当运动

　　规律运动，好处多多，研究表明，定期运动的人皮肤保水度与胶原蛋白含量比无运动习惯的人高，外表明显较年轻。运动可促进血液循环，使血管保持畅通，降低患心血管疾病的概率。此外，运动可以促进肠道蠕动、预防便秘，并远离大肠癌。运动对于预防肌少症与提升脑部功能也有帮助，对抗老化有很大益处。

补充优质蛋白质，适当做抗阻运动，远离肌少症

　　通常，人在40岁时，肌肉量与肌力会明显下降，到了60岁后，肌肉流失的速度更快，严重者可能走路、爬楼梯都会受影响，提东西也越来越吃力，甚至从马桶上站起来都有困难，这可能是罹患了肌少症。在台湾，每十位老年人中就有一位是肌少症患者。罹患肌少症的老年人一旦跌倒，就可能造成骨折，而老年人往往免疫力不佳，伤口愈合慢，很容易引起并发症，甚至一病不起永久卧床。

　　为了避免罹患肌少症，平时就应该在饮食上补充优质蛋白质，适当做抗阻运动，以维持肌肉量并保持肌力。如果已经患

有肌少症，也不用担心，只要增加一些抗阻运动，适当补充优质蛋白质，就可以重新长出肌肉，延缓肌肉流失。在日常生活中可以利用自身的重量、弹力带等做简单的抗阻运动，当然也可以寻求健身教练与营养师的帮助。

肌少症也会造成驼背

随着年龄增加，你渐渐感到腰酸背痛吗？年纪大了就会驼背吗？驼背仅仅是因为骨质疏松吗？其实，腰酸背痛或驼背也可能是肌少症的信号。

我以前常感到腰酸背痛，甚至运动姿势不正确时会闪到腰，需要去康复科治疗，其实只有训练核心肌群，才能有像"天然束腹带"一样的腹部支撑身体，这不仅能让体形更好，也能缓解腰酸背痛的问题。

此外，大家容易有坐姿不良的问题，坐姿不良除了造成小腹凸出，还可能造成后背痛。如果你有后背痛、驼背的问题，平时除了要保持良好坐姿、站姿（抬头挺胸、收小腹），更要训练核心肌群。肌肉在支撑脊椎和维持正确姿势方面扮演着重要角色。如果肌肉减少，特别是腹部肌肉和背部肌肉不足，便无法有效地支撑脊椎，导致姿势不良。而姿势不良会导致身体不平衡，进而增加脊椎的负担，可能引发驼背或脊椎侧弯等问题。同时，脊椎错位可能增加椎间盘突出的风险，这也是老年人经常坐骨神经痛的常见原因。

另外，肌少症也可能影响步态和平衡，使得老年人在行走和保持平衡时更容易出现问题，例如站不久、走不稳，从而增加跌倒的风险。一旦跌倒造成骨折，很容易引起严重后果。因此，对于老年人来说，延缓肌肉流失、预防肌少症非常重要。

如果你经常腰酸背痛，甚至出现驼背或脊椎侧弯的情况，平时一定要注意维持正确坐姿，避免习惯性驼背，并寻求专业物理治疗师的帮助，适当进行增强腰背肌肉的运动。

运动可预防脑部老化

运动可以维持体能、增肌减脂，还可以预防脑部老化。美国匹兹堡大学的研究显示，老年人每周运动3次，持续至少4个月，可防止记忆衰退，而且相较于69～85岁的人，55～68岁的人记忆力会有更大的改善，也就是说，尽早进行规律运动，可改善记忆力退化的情况。此外，日本神经学会明确指出，运动可以帮助阿尔茨海默病患者缓解症状。

另外，大脑的前额叶皮质在规划和执行认知任务方面发挥着关键作用，随着年龄增加，前额叶皮质会老化并缩小，而有氧运动可扩大前额叶皮质并增加脑部血流量，让大脑保持清晰。运动还能提升夜晚的睡眠质量，晚上睡得好，白天精神就好，有助于维持正常的认知功能。而运动也能让血糖和血压得到更好的控制，可降低心血管疾病患者将来罹患阿尔茨海默病的概率。

将有氧运动与无氧运动（抗阻运动）相结合

有助于预防脑部老化的运动，以有氧运动为佳。当人们进行有氧运动时，心跳会加速，从而使血液流动至脑部与全身，这对于神经元的连接有帮助。快走、慢跑、骑自行车、游泳等都是不错的有氧运动。练瑜伽也是不错的运动，可拉伸肌肉、放松身心、减轻压力，对于睡眠也有益。可请专业的瑜伽老师指导动作，并在家中经常练习，这样既可以调整身心，也有助于脑神经健康。

有氧运动可以增强心肺功能、帮助睡眠、减轻压力、消耗热量，并且有助于预防骨质疏松。而无氧运动（抗阻运动）可以帮助增加肌肉量并提高代谢率。建议大家将两种运动结合起来，这样更有益于健康。例如，每周进行3次有氧运动，搭配3次无氧运动，或每天进行30分钟的有氧运动，搭配15分钟的无氧运动，并摄取适量的优质蛋白质，以维持肌力、延缓衰老。

用"原子习惯"的概念，逐步建立运动习惯，预防肌少症

如果你现在还没有养成规律运动的习惯，可以试试以下几种方式。

1 从选择运动项目开始

找两个自己可接受的运动项目轮流进行，最好选择可在家进行、不受天气影响的运动项目，无论多么简单都可以，例如在跑步机上跑步、练瑜伽、深蹲。如果有同伴，运动效果会更好。

2 根据自己的作息选一个固定的时段

可以在起床后、中午休息时，或下班回家前去运动，运动15～30分钟即可。可以告诫自己"无论多忙多累都要完成运动"，如果到睡前都没有做运动，可以拿出瑜伽垫拉伸15分钟。

3 使用工具记录运动种类与时长

使用工具（如各种运动记录APP）来记录运动时间，可以督促自己。当时，我也通过这种方式督促自己运动，初期为了维持进度，就算再累我也会完成每日运动计划，到最后变成一

日不运动就感觉身体怪怪的，接着，我将运动时间从15分钟拉长到30分钟甚至更长，运动习惯就这样自然养成了。

4 用零碎的时间来累积运动时长

例如通勤上班时坐公交，可以提前一站下车，再快步走到目的地；工作场所有楼梯，就用爬楼梯取代乘电梯，然后去休息室伸展5分钟，这样累积的运动时长也可以达到15分钟。

只要找对方式，养成规律运动的习惯不是难事。

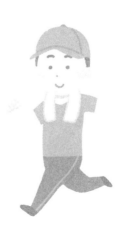

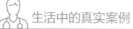

恢复健康的老人

曾经有一位65岁的老人给我留下了深刻的印象。我第一次见到他时，他带着助行器进入健身房，在家人的帮助下，他缓慢地走到跑步机上。他的行动不太灵活，看起来好像随时都有可能跌倒。然而，观察了一段时间后，我发现他对健身器材的操作非常熟练，而且总是小心谨慎，不让自己跌倒。之后，我经常看到他在跑步机上缓慢行走。5个月后的某一天，他竟然在跑步机上小跑起来，这让我非常惊讶。

原来，他曾经因为不注意饮食和运动而患了严重的脑卒中。当时，他在死亡的边缘，躺在医院的病床上，看着儿女为他担心哭泣却无法安慰他们，他甚至连上厕所都需要别人的帮助，这让他非常沮丧，一度放弃求生。但最后，在儿女的鼓励下，他走上了复健之路。病发后，他连话都说不清楚，但到最后，他竟能和我谈论这些心路历程。他对自己的坚持感到非常自豪，他说"我现在吃得很健康""我早餐、午餐、晚餐后都会来快走"。他现在比其他人更能体会到健康饮食与规律运动的重要性。

逆龄的四大关键

关键四　良好睡眠质量

　　睡眠对身心健康的重要性不容忽视。熬夜后精神不济在所难免，甚至要两三天才能恢复元气。如果长期睡眠不足，即使使用高档护肤品，都无法消除黑眼圈，皮肤状况也会受到影响。长期睡眠不足也容易产生口臭，进而影响人际关系。

　　睡眠不足不仅会影响人的外表，还会对健康产生负面影响。阿尔茨海默病就是一个很好的例子。研究指出，阿尔茨海默病患者脑中β-淀粉样蛋白沉积较严重。然而，当人体进入深度睡眠时，脑脊液会清除β-淀粉样蛋白，帮助增强大脑认知功能，降低罹患阿尔茨海默病的风险，因此，保持良好的睡眠习惯也可以预防脑部老化。另外，血管的保健与睡眠也有关系，研究显示，长期睡眠不足或睡眠质量差，会增加心血管疾病与脑卒中的发生率。

　　睡眠时间不足也容易导致体重增加。一项流行病学研究显示，睡眠时间短是"体重增加"的危险因子。研究人员招募了80名超重的受试者，且这些受试者平日睡眠时间少于6.5小时。研究人员把他们分为两组，规定一组睡眠时间延长为8.5

小时，另一组睡眠时间不变，两周后发现，睡眠时间延长者每天平均摄取的热量可减少270千卡，有些受试者甚至可减少500千卡，推测在睡眠不足的情况下，大脑对于垃圾食品或碳水化合物的需求会增加，从而增加肥胖的概率。另有研究显示，每日睡眠时间不足6小时也会影响脂肪细胞分泌瘦素，让人常感到饥饿而摄取过多热量，从而更容易罹患肥胖症或"三高"等慢性病。

最佳睡眠时间

美国国家睡眠基金会建议，18～64岁的成人每天需要7～9小时的睡眠（包含午睡），而65岁以上的老年人每天需要7～8小时的睡眠（包含午睡）。英国剑桥大学分析了50万名年龄在38～73岁的成人的睡眠模式、心理健康程度，并进行了幸福感调查及认知测试，还取得了近4万名受试者的脑成像和遗传数据，研究发现，7小时是对健康最有帮助的睡眠时间。

虽然人人都知道睡眠的好处，但总有无形压力影响着睡眠质量。睡得好不好，以及睡醒后的精神状态如何是最重要的。如果你睡了很久，醒来后却精神不佳，代表睡眠质量差，没有足够的深度睡眠，一样无法消除疲劳。

进入深度睡眠时，大脑与身体会进入低度活动状态，此时心跳、呼吸与脑波频率都变得缓慢，人体感到放松，会分泌生长激素，促进生长，并修复人体受损的细胞、清除疲劳。一般深度睡眠时间占整个睡眠时间的15%～25%，如果深度睡眠时间过短，则代表你的睡眠质量不佳。有些智能手环可监测深度睡眠状态，如果没有智能手环监测，也可以通过观察醒来之后的身体状态判断深度睡眠时间是否充足，例如醒来之后反而感到疲惫，或感觉没有睡饱、没有精神，都有可能与深度睡眠时间不足有关。

年龄会影响睡眠吗

年龄会影响深度睡眠时间。褪黑素是脑内松果体分泌的一种激素，可帮助睡眠。夜晚褪黑素浓度升高，白天褪黑素浓度降低。婴儿出生3个月后褪黑素浓度直线上升，直到青春期过后才会下降，40岁之后，褪黑素浓度下降的速度加快，70岁之后褪黑素浓度很低，因此年纪越大，越难进入深度睡眠。据统计，人进入40岁后容易出现浅睡眠现象，到了50岁，进入深度睡眠的时间只有年轻时的一半，65岁以上的人深度睡眠时间更短，甚至有些人整个晚上完全没有深度睡眠。如果睡眠不足的情况严重，建议寻求医生的帮助。

规律作息提升睡眠质量

睡眠质量的好坏受时间、温度、环境、饮食等因素影响。参考美国国家睡眠基金会以及世界睡眠学会的建议，这里提供一些帮助改善睡眠质量的方法。

建立好眠环境

1. 卧室需要有良好的遮光设施，以保持绝对黑暗。建议不要在卧室内使用小夜灯等。
2. 确保卧室内有良好的空调设备或保持室内通风，避免室内温度过高。
3. 卧室应该有安静的环境，避免使用有声响的物品。
4. 选择合适的寝具，例如枕头应贴合肩颈曲线，且高度及软硬适中，过敏体质的人可以选择防尘螨材质的枕头。

建立好眠习惯

1. 确保有固定的就寝和起床时间，有助于调节生物钟，建立健康的睡眠节律。
2. 午睡时间应该控制在45分钟以内，以免影响晚上的睡眠质量。午睡时间也不应该太晚，以免影响晚上的入睡时间。
3. 避免在睡前饮用含酒精或咖啡因的饮料。避免在睡前大量进食。在睡前1小时不要喝水，以免频繁起夜影响睡眠质量。
4. 适当运动可以促进睡眠，例如在睡前进行温和的伸展运动可以放松身心，帮助入睡。但睡前避免进行过度

剧烈的运动，例如高强度重量训练或间歇运动，剧烈
运动会刺激神经系统造成心跳加速，让人难以入睡。

5. 白天适当地晒太阳可以促进血清素的分泌，血清素是
褪黑素的前驱物，对于调节情绪和睡眠有益。建议每
天晒太阳至少30分钟。

6. 建立睡前的放松仪式，如泡温水澡、练瑜伽、聆听轻
音乐等都有助于缓解压力、放松身心，为入睡做好
准备。

7. 让身体知道床是用来休息的地方，减少在床上工作、
游戏、运动的机会。这样可以建立床与睡眠的联系，
有助于入睡。

如果你有严重的睡眠障碍，已经影响生理健康甚至心理健
康，建议及时寻求医生的帮助。通常睡眠障碍门诊或心身医学
科都可提供睡眠监测服务，帮助患者解决睡眠问题。

助眠营养素让你拥有好睡眠

天然食物也含有助眠营养素，对于改善失眠有一定帮助。
以下6种助眠营养素请牢记于心。

1 γ-氨基丁酸（GABA）

当人体进入深度睡眠时，GABA分泌会增加，使人的睡眠
质量更好；当神经过度兴奋时，GABA能抑制神经兴奋状态，

让身心更加舒缓。许多蔬果如番茄、十字花科蔬菜、香蕉等都含有GABA。另外，发芽米、糙米、发酵食品（如纳豆、泡菜、味噌）等也含有丰富的GABA。

2 色氨酸

褪黑素是调节人体生物钟的激素，色氨酸先转化为血清素，到夜晚再合成褪黑素帮助人们入睡。因此，平时应摄取乳制品（如牛奶、奶酪）、肉类、蛋类、芝麻、坚果等含有色氨酸的食物，以维持正常血清素含量，这样在夜晚，褪黑素即可正常分泌，进而提升睡眠质量。

3 镁

缺乏镁会使人情绪暴躁，导致入睡困难，因此应均衡摄取含镁的食物，如深绿色蔬菜、南瓜子、芝麻、杏仁、腰果、全谷类等。

4 钙

钙能使大脑压抑兴奋感，进而帮助入睡，乳制品、豆类、小鱼干、黑芝麻、深色蔬菜等都含有丰富的钙。

5 B族维生素

人体缺乏烟酸或维生素B_{12}会引起焦虑、易怒或失眠，维

持体内烟酸与维生素B$_{12}$含量正常可减少失眠者
夜间醒来的次数。而维生素B$_6$是将血清素转化
成褪黑素的重要辅酶。因此，平时B族维生素
的摄取应充足，可从肉类、乳制品、全谷类、
坚果类、绿叶蔬菜等食物中摄取。

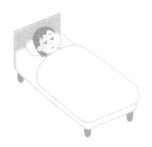

6 ω-3脂肪酸

ω-3脂肪酸能调节血清素分泌，释放褪黑素，缓解焦虑情
绪，从而改善睡眠质量。ω-3脂肪酸在鱼类中含量较高，素食
者可从核桃、亚麻籽油中获取。

睡前喝牛奶是否能助眠

色氨酸可转化为褪黑素，而牛奶含有色氨酸，因此有些人
认为睡前喝牛奶可帮助入睡。

然而，牛奶喝下肚后，色氨酸还要经过消化吸收，再转化
为褪黑素启动助眠效果，可能需要1～2小时才能完成。而且影
响入睡的因素非常复杂，生活方式、个体差异、营养状态不
同，可能会产生不同的结果，因此，睡前喝牛奶是否可帮助入
睡，答案因人而异。

实际上，许多人喝了温牛奶后确实更容易入睡，这又是为
什么？推测有以下几种可能。

1 心理作用

听闻喝温牛奶有效，对某些人来说，这个行为会产生安抚、放松的安慰剂作用，感到安心后，入睡自然更容易。

2 胰岛素分泌

喝下牛奶后，体内会分泌胰岛素，而胰岛素除了调控血糖，还会促进褪黑素生成，使人昏昏欲睡，这也是人每当吃饱后就会产生睡意的原因。

3 养成仪式感

每个人的睡前仪式不同，例如洗澡、按摩、看电视等，有的人会通过喝牛奶来完成睡前仪式，从而更好地入睡。

有人担心睡前喝牛奶会越来越胖，因此不愿尝试。在我看来，让入睡困难的人找到让自己安心、促进入眠的仪式感，是一件好事。只要能控制好平时的饮食，例如把早餐的牛奶移到晚上喝，或白天不过量饮食，睡前喝一杯牛奶对总热量不产生影响，就不会造成肥胖。无论如何，想要睡得好，应全面规划，如调整生活方式、建立良好睡眠习惯、创造适合入睡的环境等，这样才能真正改善睡眠情况。

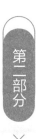

第二部分

×

随着年龄渐增，会出现的小毛病
和饮食调理重点

症状

脑力、肌力、头发、皮肤、视力、牙齿、骨骼、
呼吸系统、消化系统、泌尿系统、高血压、
糖尿病、经前、更年期、植物神经

一起健康变老

进入40岁之后，即使你不愿面对，身体老化的现象也会越来越明显。我们虽然无法让身体停止老化，但可以采取措施来延缓老化的速度，以健康的方式变老。为了实现逆龄计划，我们可以先做到以下四点。

1 提早预防

整理家族病史，找出可能的遗传疾病并提早预防。例如，如果家族病史中有高血压或脑卒中，我们就应该注意血管的老化情况，保持健康的体形，避免肥胖，以预防高血压。如果家族病史中有肺癌，我们就应该注意呼吸系统的健康，避免抽烟或吸二手烟，定期体检，保持健康的饮食习惯，以防止癌细胞产生。

2 正确认识

有疾病问题应询问专业人士，不能盲目相信似是而非的理论。找出家族病史后，应定期到医院做健康检查，寻求专业医生的建议，不要随意上网找资料吓自己或用偏方补身体，这样反而容易出问题。曾经有位患者的爸爸因肝癌去世，这位患者担心自己的肝也有问题，便拿亲友正在吃的药材补身体，由于这些药材并不适合他，没多久他就出现腹痛及黄疸，反而引发肝炎，得不偿失。

3 观察身体

不要忽略身体的小毛病，特别是与家族病史相关的小毛病。慢性病通常症状不明显，因此容易被忽略。中年人常因忙碌忽略小病痛，例如出现不明原因的耳鸣或头痛时，很多人会以为是睡眠不足或压力大所致，殊不知这可能是高血压的前兆，等到耳鸣频率渐增，甚至发现心律不齐或肾功能不全时，才发现已经罹患高血压很久了。

4 订立目标

了解家族病史，学习正确的疾病知识，并学会观察身体的小毛病后，就要给自己订立目标，例如减肥、规律运动、健康饮食等，每年设定目标，调整饮食与作息并观察结果，随时修正做法，这样才能远离不健康的老化。

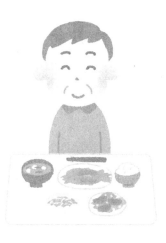

症状1 脑力
失智还是健忘？我的大脑衰退了吗

关女士今年66岁，有多年高血压史，目前用药控制良好，没有其他疾病史。她平时在家中打理家人的起居、陪伴儿孙享受天伦之乐。她很会做美食，但食材多为肉类，且油腻又重口味，因此全家老小体形都胖胖的。她没有运动的习惯，只有走路去购物的活动量，1~2个月会有一次与朋友出游或聚会的休闲活动。一直以来，她都过得舒心顺意，没有什么大烦恼。

不过，最近关女士出现了一个备受困扰的症状：大约半年前她开始出现健忘的情况，例如曾经忘了关炉火就出门买菜，差点酿成大祸，出门忘记带钥匙的事情已经发生至少5次，跟朋友出游时还会上错游览车。最近一次大事件是她走在街上，突然出现短暂的失忆，一时间不知道自己为什么要来这里，也不认识身边的人事物，过了1小时之后才恢复正常，但之后变得恍惚，不确定刚刚发生的事到底是不是真实的。

关女士感到非常紧张，后来去神经科检查了很多次，医生确认她的脑神经没有什么问题，但关女士仍然很担心这是否为阿尔茨海默病的前兆。她想知道是否有什么食物可以让记忆力变好，或预防失智。

　　人的大脑记忆力巅峰是20岁左右，之后会逐渐下降，随着年龄增加，大脑逐渐老化，血液流动变慢，使海马体的运作不佳，因此记忆力变差或迟钝等症状就会出现。老化的确会造成记忆力衰退，但记忆力衰退不代表罹患阿尔茨海默病，这种健忘是老化的一种现象，此时仍然可以通过写笔记或借由别人提醒而回想起来，但罹患阿尔茨海默病的失忆则是对某些人事物完全失去印象，无论别人怎么提醒都无法想起来，就像电脑有一部分硬盘损坏，资料不见了一样，只有出现这样的情况才可能罹患阿尔茨海默病。阿尔茨海默病是一种智力功能障碍，包括认知能力、学习能力、记忆力、沟通能力等的衰退，失忆是其症状之一。尽管健忘和阿尔茨海默病的失忆症状不完全相同，但健忘是阿尔茨海默病早期的常见症状之一，因此有必要警惕和预防。此外，注意脑部健康对于预防阿尔茨海默病非常重要。

　　有一种短暂性全面性遗忘症（TGA），其症状跟关女士的情形相似，TGA的致病原因可能与血管阻塞或脑部紊乱放电有关，诱发因素可能是情绪不稳定（如焦虑或有心理压力）或遭受刺激，例如泡温泉（热）、遭遇寒冷（冷）等，剧烈的疼痛也有可能诱发。据统计，TGA复发的概率不高，许多人只有一次经历，只有少数患者有第二次发作，通常TGA不会对身体造成其他影响，但仍建议定期回诊追踪，并保持放松心情，正常作息，多加观察。

关女士需要关注的是高血压，因为短暂性全面性遗忘症的诱因可能与脑部供血和供氧不足有关，而高血压患者容易有血管硬化或阻塞的问题，再加上关女士体形偏胖，饮食油腻又重盐，血管老化很容易对大脑运作产生影响。关女士接下来要做的就是持续追踪高血压的进展，并控制饮食，保持健康体重。

饮食调理重点

是否有食物可以增强记忆力？其实没有食物可以增强记忆力，但吃对油脂对大脑的健康非常有帮助。人脑组织60%以上都是脂肪，脂肪是构成大脑神经系统的重要成分。如果过度摄取饱和脂肪酸，容易使大脑思考变慢，不利于学习与记忆。大脑细胞喜欢多不饱和脂肪酸，因此选择好的油脂很重要。大脑细胞也不需要过多的精制碳水化合物，过多摄取精制碳水化合物容易造成血糖急速上升，大脑的血糖忽高忽低会让人昏昏沉沉的，也容易造成情绪不稳定，因此要避免过量摄取甜食。

关女士体形过胖，饮食长期偏油腻及重口味，肥胖与高血压两大危险因子会加速大脑神经老化。研究指出，预防失智的健脑饮食法（MIND Diet）结合地中海饮食和得舒饮食的特点，可延缓认知功能退化，降低罹患慢性病的风险，因此，建议关女士参考健脑饮食法，改变饮食习惯。

1 摄取多不饱和脂肪酸，尽量少摄取饱和脂肪酸

关女士应避免使用油炸油煎的烹调方式，多使用蒸煮等烹调方式，从而降低烹调用油量，还应避免摄取过多动物油，肉类可以选择白肉类。白肉的饱和脂肪酸含量较红肉少，白肉还含有较多 ω-3 脂肪酸。建议每周摄取 3 ~ 4 次鱼类，吃鱼时建议选择煮汤或清蒸的方式，因为这些方式能更好地保留 ω-3 脂肪酸。另外要注意，由于海洋生态受破坏，大型鱼类体内可能会残留甲基汞，每周食用大型鱼类（旗鱼、三文鱼、金枪鱼）的次数不应超过 2 次，建议改吃小型鱼，例如鲈鱼、石斑鱼、秋刀鱼。

此外，还要均衡摄取植物性食物中的 ω-3 脂肪酸，坚果类、奇亚籽、亚麻籽等食物含有较多 ω-3 脂肪酸。建议拌蔬菜沙拉时改用亚麻籽油，每日食用一掌心坚果，以摄取适量优质脂肪酸。坚果也富含维生素 E，维生素 E 有抗氧化功能，能保护大脑细胞，避免其被自由基攻击，有助于提升认知能力、增强记忆力、预防脑部衰退。

2 用全谷杂粮类取代精制淀粉

杂粮类的 B 族维生素含量比白米饭丰富，例如维生素 B_1 可提高记忆力与专注力，维生素 B_6 与维生素 B_{12} 可帮助神经传递，对脑神经有益处。关女士平时的早餐总是吃大米粥或馒头，搭配前一晚的剩菜或咸菜，主食多是精制淀粉类，建议选

择高膳食纤维类的主食，可以用杂粮粥取代大米粥，或用南瓜、红薯等取代馒头。

③ 每餐摄取1碗深色蔬菜，每天吃1～2份水果

蔬果含有丰富的抗氧化营养素，如维生素C与植物多酚，而且蔬菜中的膳食纤维有助于顺畅排便和增加饱足感，可帮助控制体重。建议尽量选择深紫色蔬菜，例如紫甘蓝、紫苋菜等，因为它们含有丰富的花青素。紫色的水果如葡萄、蓝莓也富含花青素。花青素是强抗氧化剂，有助于保护大脑、避免氧化压力损伤、防止脑神经衰老。

④ 适量摄取胆碱

蛋黄含有维持大脑健康所需的胆碱，它能帮助人体合成神经传导物质乙酰胆碱，保护神经细胞并改善大脑功能。早餐时可以吃1颗水煮蛋，既营养又方便。如果没有脂质代谢疾病，一天吃1～2颗鸡蛋是没问题的，其他食物如乳制品、牛肉、鸡肉、海鲜等都含有胆碱。在植物性食物中，黄豆、豆腐含有较多胆碱。其他食物如菇类、皇帝豆、菜花、甘蓝、小麦、藜麦、坚果等也含有胆碱，可适当食用。

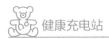 健康充电站

使大脑灵活的生活方式

1. 培养规律的运动习惯可以促进血液循环，使氧气和营养物质更快地到达脑部，有助于维持脑部健康，增强认知能力。

2. 适当休息。睡眠是大脑重要的休息方式，缺乏睡眠会影响大脑功能和思维能力。成年人每晚应有7~8小时的睡眠时间。

3. 均衡的饮食有助于提供足够的营养物质，如蛋白质、脂肪和碳水化合物，以维持大脑的正常运作。此外，多摄取含有抗氧化营养素的食物也有助于维护脑部健康。

4. 建立正向的心理状态，保持积极乐观的心态，有助于减轻压力和焦虑，促进大脑健康。

5. 避免长时间使用电子产品。长时间使用电子产品如手机、电脑等，容易造成脑部疲劳，建议使用电子产品时适当休息，控制使用时间。

6. 拥有"活到老学到老"的学习态度，可让大脑变得灵活。美国阿尔伯特·爱因斯坦医学院研究发现，每周至少玩一次桌游如象棋或桥牌的老年人罹患阿尔茨海默病的概率比不玩游戏的老年人低50%。玩电子游戏也可以训练反应能力，健脑益智。

7. 接触新事物、创造新体验可以刺激感官，不要一成不变地过日子，要尝试去没去过的地方旅游、吃没吃过的食物、体验各种运动、参与社交活动、学习新乐器或舞蹈，当接触不熟悉的人和事时，脑神经会加速运作，多元认知能力也会得到提升。

8. 香烟中的尼古丁会影响脑神经健康，国际阿尔茨海默病协会（ADI）指出，65岁以上吸烟者罹患阿尔茨海默病的风险远高于已戒烟或从未吸烟者。多项研究也指出，吸烟是脑卒中的危险因子，因此要避免抽烟及接触二手烟。

症状2 肌力
蹲下后站不起来，以为膝关节退化，竟是肌少症

潘女士今年65岁，身高156厘米，体重45千克，平时大多数时间待在家里，很少出门，没有运动习惯。近几个月来，她体力不佳，食欲也降低了，因为最近吃得少，体重下降了1~2千克。最近她常感到身体酸痛或无力，有时候蹲下后站起来很吃力，走路没多长时间就觉得脚痛。她去骨科检查，医生说她的脚与膝关节都没太大问题，要多休息，只给她开了一些消炎药。她去内分泌科检查也没有"三高"或内分泌问题，医生说要小心肌少症，建议她多吃高蛋白食物，并且增加运动。

潘女士想了解高蛋白食物该怎么吃。她平时吃得很清淡，食物以蔬菜居多，她认为吃太多肉对身体不好，又听说吃高蛋白食物对肾脏不好。家人买了蛋白粉，但潘女士很排斥，不愿意尝试，到底该不该吃呢？

肌少症是老年人常见的问题，通常因为吃的东西变少了，加上没有运动习惯，肌肉流失严重所致。蛋白质是构成身体细胞、组织的重要成分，也是身体健康运作的基础，蛋白质摄取

不足会造成免疫力下降、肌肉量下降，以及指甲或头发易断裂等不良症状。潘女士长期只喜欢吃蔬菜而不喜欢吃肉，的确有可能缺乏蛋白质，然而，也不能因为缺乏蛋白质就盲目补充蛋白粉。既然潘女士不想吃蛋白粉，那就从天然食物中摄取优质蛋白质，当然也不能大量摄取肉类，先确定适合自己的蛋白质摄取量再补充蛋白质，才是最安全的做法。

依照活动量与需求，确定适合自己的蛋白质摄取量

每个人的蛋白质建议摄取量因体重、需求与活动量不同而不同。可以用简单的计算方式计算出适合自己的蛋白质摄取量。慢性肾病患者需要依照病情调整蛋白质摄取量。健康人根据活动程度的不同，可分为低活动量者、中活动量者、高活动量者和运动员四类，每日蛋白质建议摄取量如下。

	患病者	健康人			
	肾病患者	低活动量者	中活动量者	高活动量者	运动员
每千克体重	0.6~0.8克	0.8~1克	1~1.2克	1.2~1.5克	1.5~2克
以潘女士为例		1.2 × 45 = 54克			

* 肾病患者需要考虑多种因素，例如透析前后的蛋白质需求量差异较大，因此切勿使用此表计算适合自己的蛋白质摄取量，应根据病情、血液分析值与活动量咨询医生，来确定适合自己的蛋白质摄取量。

一般健康的成年人，每天所需蛋白质的量是"每千克体重1.2克"。例如，潘女士的体重是45千克，每天需要摄取54克（1.2 × 45 = 54）蛋白质。

每35克肉类（约3根手指大小）含有7克蛋白质，因此，摄取270克肉类（约2个手掌大小）就可以获得54克蛋白质，达到基本的摄取量。实际上，人们每天摄取2个手掌大小的肉类并不算多，也容易执行。

利用上表，一般健康成年人可根据体重计算每日蛋白质建议摄取量。

体重（千克）	健康人每日蛋白质建议摄取量（克）			
	低活动量者	中活动量者	高活动量者	运动员
40	32~40	40~48	48~60	60~80
50	40~50	50~60	60~75	75~100
60	48~60	60~72	72~90	90~120
70	56~70	70~84	84~105	105~140
80	64~80	80~96	96~120	120~160
90	72~90	90~108	108~135	135~180

优质蛋白质来源

采用高蛋白饮食时，如果没有谨慎选择食材，可能会选择高脂食物，反而对健康造成危害。例如，如果选择油脂含量较高的肉类（如肘子、肥肉）或含有较多脂肪与糖的加工肉类，除了越吃越胖，还可能造成血脂、血糖波动。建议选择低脂的大豆制品、鱼类、瘦肉、蛋类和低脂奶。此外，还需搭配足够的重量训练。年长者可利用自身体重做重量训练，不使用过重的运动器材以避免受伤。这样才能将蛋白质转变为肌肉，而不是将其转变为脂肪囤积在体内。

以下是较推荐的低脂、高蛋白食材。

① 大豆制品：豆腐、豆腐干。

② 蛋类：鸡蛋、鸭蛋。

③ 瘦肉：鸡胸肉、猪里脊肉、牛腱子肉。

④ 海鲜：鱼肉、虾、蛤蜊。

⑤ 奶类：鲜奶、奶酪、无糖酸奶。

如果长者的食量较小，建议在餐前不要喝太多液体，进食的顺序可改为先吃肉类，再吃蔬菜与淀粉类，这样便可确保每餐摄取的蛋白质足够。

简易蛋白质分量表　　　（以下每一份含有7克蛋白质）

肉蛋类	豆类	海鲜类	乳制品
鸡肉、猪肉、牛肉、鸭肉、鹅肉等肉类35克	嫩豆腐半块	各种鱼虾肉35克	鲜奶230克
	无糖豆浆240克	墨鱼55克	酸奶230克
鸡蛋1颗	五香豆干2片	小鱼干10克	奶酪片1.5片
	毛豆仁50克	牡蛎12只	
【举例】早餐吃1颗水煮蛋＋460克鲜奶，早餐的蛋白质摄取量为21克			

＊ 重量皆为生重，即去骨、去壳后可食用部分的重量

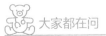

关于蛋白质的迷思

Q 什么样的人需要采用高蛋白饮食？

A 每日每千克体重摄取1.5～2克蛋白质即为高蛋白饮食。临床上以下人群需要采用高蛋白饮食：

① 经历手术后，需要修复伤口、避免感染及提高免疫力者；

② 严重创伤患者；

③ 蛋白质摄取不足者（例如因特殊情况不摄取蛋白质者）；

④ 体重不足或营养不良的孕妇；

⑤ 需要增肌的运动员或健身者；

⑥ 肌少症患者。

在临床上，针对需求调整蛋白质摄取量非常重要，蛋白质摄取过多或过少都可能影响病情。如果你有特殊的需求或状况，建议寻求专业医生或营养师的帮助。

Q 一般的健康成年人摄取过量的蛋白质会伤肾吗？

A 事实上，对于健康的人来说，高蛋白饮食不会对身体造成危害。有文献指出健康人可正常地将蛋白质代谢掉，然而，如果有肾脏问题或有隐性疾病却不自知（例如有"三高"家族遗传等情况），或代谢力随年龄增长而逐渐下降，摄取过量蛋白质确实会给身体造成负担。因此，在决定采用高蛋白饮食之前，应先了解自己的家族病史，并且定期进行健康检查。如果在没有定期追踪血液指标的情况下采用高蛋白饮食，可能会对健康造成负面影响。此外，对于老年人而言，脏器退化程度不一，因此不建议在没有医疗人员监督的情况下自行采用高蛋白饮食。

Q 高蛋白饮食会造成体臭、口臭吗？

A 蛋白质经过胃肠道分解后会产生硫化物，如果一次摄取大量的蛋白质，胃肠道消化酶分泌不足，会造成消化不完全，肠道有害菌趁机分解蛋白质，便会产生硫化氢、粪臭素等气体，导致放出来的屁较臭，所以建议不要一次摄取太多蛋白质，最好搭配蔬菜、水果等食物一起摄取。如果因为健身需要摄取大量蛋白质，可以缓慢进食，细嚼慢咽，让胃肠道正常分泌消化液，从而有效发挥其消化功能，避免肠道有害菌分解蛋白质而产生气体。

老年人的消化酶分泌会变少，因此更难分解大量蛋白质。这也是"年轻时去自助餐厅狂吃也不会胃胀，但年纪大时，一旦食用大量食物，肠胃就会不适"的原因。此外，蛋白质分解能力下降也会导致肠内细菌产生大量氨，进而引起口臭、体臭、大便臭等。建议老年人选择纤维较细短的肉类，例如鱼类，并细嚼慢咽，这样有助于消化。

症状3 头发

小心翼翼地梳发，还是掉了一堆头发

陈女士今年42岁，身高160厘米，体重52千克。她曾经胖到68千克，后来通过控制饮食成功减肥，一直维持到现在。她常吃奶蛋素，早餐会吃一颗水煮蛋，喝一碗精力汤，每天都会吃蔬果，很少吃肉，摄取的肉类以白肉（鱼类）为主，不吃红肉、肥肉与内脏类。此外，她也会规律运动，每周会去健身房1~2次，骑动感单车或参加健身课程。

半年前陈女士开始出现严重的脱发现象。她向家庭医生咨询，家庭医生建议她再观察一段时间，别太紧张。后来她一直持续使用护发用品，梳头发也很小心。然而，过了一个月仍然没有好转，她洗发时仍会掉很多头发。最近，她头顶发际线处的头皮已经依稀可见，这让她非常担心。陈女士自认为平时的工作压力并不是很大，她担任秘书一职，虽然生活节奏比较快，偶尔公司研发新品时比较忙，但因为有多年的工作经验，她并不认为这些压力会影响到生活。此外，她也没有家族遗传方面的问题。她想了解自己是否有营养缺失的问题，或者是否需要调整饮食。

陈女士的生活作息正常，无失眠或过劳的情况，自觉无生活压力，饮食也正常，没有家族遗传疾病，也没有服用特殊药物，但仍持续出现脱发问题，确实令人困扰。

仔细询问陈女士的病史与饮食习惯后发现，她曾经有过贫血病史，造成晕眩。当时她以为是工作忙碌没吃东西造成的暂时性晕眩，所以没有在意。因为她长期不吃肉，且为了控制体重而长期坚持低热量饮食，蛋白质和铁的摄取量有所下降，所以造成缺铁性贫血。后续没有出现不适症状，因此她也没有调整饮食。我推测她的脱发问题是因为蛋白质和铁摄取不足而引起的，因此建议她调整日常饮食，增加蛋白质和铁的摄取量。经过两周的调整，陈女士的脱发情况得到改善，证实了蛋白质和铁摄取不足是问题所在。

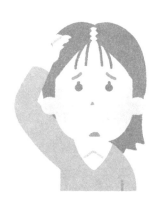

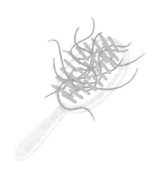

饮食调理重点

压力大、失眠等会引起脱发，女性进入40岁以后，也容易因雌激素减少或激素失衡而开始出现脱发的情况。如果再加上营养摄取不均衡，脱发的情况将更加严重。进入40岁以后的女性如果有严重脱发或生出大量白发的问题，请查看是否缺乏以下营养素。

1 蛋白质

头发的主要成分是蛋白质，蛋白质摄取不足时，头发的生长就会受限，可能导致头发变得脆弱，甚至脱发。为了避免构成头发的原料不足，摄取足够的蛋白质是非常重要的。建议每餐至少摄取一掌心的豆鱼蛋肉类。陈女士的蛋白质来源以大豆制品为主，因家人做的菜太油腻她不喜欢吃，她经常只吃蔬菜，长期下来就造成蛋白质摄取不足。我建议她一餐至少吃一掌心的大豆制品，或者选择鸡蛋等蛋白质丰富的食物，以充分补充蛋白质。再次提醒大家，许多女性在减肥时出现脱发的情况，通常是因为节食导致蛋白质摄取不足或营养失衡所引起的。因此，如果你想通过饮食控制体重，请务必咨询营养师，设计适合自己的餐单，以确保减肥不会影响健康。

2 锌

毛发的生长与修复需要锌的协助，锌也是蛋白质制造过程中的必需营养素。牡蛎、虾等甲壳类海鲜是含锌量较高的食物，动物内脏、红肉、蛋类、鱼肉等食物也含有丰富的锌。含锌量较高的植物性食物有全谷类、坚果类（如腰果、杏仁、南瓜子、松子）等。这些食物尤其适合素食者来补充营养。例如，可以在喝豆浆时加入一些坚果粉来增加锌的摄取量。

3 铁

研究证实，缺铁会造成脱发或指甲变脆的情况，且女性受经期影响，铁容易慢慢流失，如果不注意补充铁，很容易造成缺铁性贫血。来源于动物性食物的铁较容易被人体吸收，富含铁的动物性食物有猪肉、牛肉、猪肝、牛肝、动物血等。人体对来源于植物性食物的铁吸收率较低，因此像陈女士这样经常吃素食的人如果不特别注意，很容易缺铁。富含铁的植物性食物有黑豆、毛豆、红豆、绿叶蔬菜、全谷类、紫菜、花生、芝麻等，可以适当加入饮食中。

值得注意的是，摄取富含铁的食物时，如果能够搭配富含维生素C的食物，可以增加铁的吸收率。例如，饭后吃一个富含维生素C的猕猴桃可以增加该顿饭铁的吸收率。另外，咖啡和茶中的鞣酸会和食物中的铁结合，降低铁的吸收率，因此缺铁的人应注意不要在用餐时饮用咖啡或茶。

4 B族维生素

B族维生素与能量代谢、蛋白质合成、红细胞产生等有关，缺乏B族维生素会影响红细胞携带氧气的能力，从而导致头发因缺乏营养而掉落。因此，可以多食用全谷类、深绿色蔬菜、瘦肉、豆类、杏仁、核桃等，以补充B族维生素，帮助改善头皮环境并促进头发生长。可以将白米饭换成杂粮饭，将白面包换成全麦面包，来增加B族维生素的摄取量。此外，还有一点需要特别注意，生蛋白中的抗生物素会影响生物素的吸收，因此易脱发者应该避免食用生蛋。

5 维生素C

维生素C是一种抗氧化剂，能够降低因自由基引起的氧化压力。此外，维生素C还能帮助人体吸收铁、促进胶原蛋白的合成，是一种非常重要的营养素。维生素C含量较丰富的食物主要是蔬菜和水果，例如苹果、草莓、番石榴、彩椒、西蓝花等。每餐摄取蔬菜并搭配一份水果，即可补足日常所需的维生素C。值得注意的是，维生素C容易受光和热的影响，因此建议直接食用新鲜水果来补充维生素C，不要将水果打成果汁，以免营养素流失。

为了头发的健康，除了维持健康均衡的饮食，还需要适当保护头发，例如避免在太阳下暴晒太久，减少吹风、烫发的次数，避免用力拉扯头发。当然，还应该保持正常作息，规律运动，保证睡眠充足，以维持激素平衡。压力大的人要尽量减轻压力，放松心情，以降低脱发的风险。如果脱发严重要尽早就医，可以通过验血找出缺乏的营养素再进行针对性的补充，效果会更明显。

另外，如果想让头发更健康，可以使用天然的洗发水和护发素，以减少头发接触化学成分的机会。另外，选择头发造型产品时，也应注意产品的成分，尽量避免使用含有酒精等化学物质的产品。

皮肤
过了青春期却还是狂长痘，
痘疤、暗沉好恼人

楚女士今年37岁，从小就容易长痘。她原本以为长大之后会好一些，但没想到青春痘一直跟着她到现在。她认为读书时期长痘是因为睡眠不足或压力大，工作以后她买了比较好的保养品，也有了脸部清洁的概念，也会定期去皮肤科看诊，到现在只在生理期前后或换季时长痘。但她每次长了痘之后，要过很长时间痘疤才会消下去，而下次生理期到来前便又开始长痘，皮肤几乎没有好状态。现在楚女士的皮肤暗沉、粗糙、肤色不均，她常常感到沮丧。听说不吃巧克力、花生等食物会抑制长痘，她也一直坚持不吃，但效果不好。她想了解如果想保养皮肤，在饮食方面有什么要注意的地方，或吃什么食物可以保养皮肤；听说摄取胶原蛋白有用，是否需要补充。

　　许多痘痘肌患者的皮肤是油性皮肤，在生理期前因激素分泌变化，皮脂腺分泌旺盛，皮肤如果没有清洁干净，很容易造成毛囊堵塞，马上就会发炎、冒出大颗痘痘，因此在生理期前应特别小心，避免熬夜或承受压力，并注意脸部清洁。还应减少吃甜食，因为过量摄取高糖食物会让皮肤角质增生、毛囊异常，也会刺激雄激素生成，从而容易长痘。此外，过度摄取糖类也会让皮肤中的糖化终产物（AGEs）增加，加速皮肤老化。例如，有些人皮肤特别敏感，前一天吃了很多甜点，第二天脸上就会冒出痘痘。

体内多不饱和脂肪酸比例失衡也会使皮肤发炎。市售零食通常含有较多ω-6脂肪酸，如果吃得太多，会让体内各脂肪酸比例不均衡，从而造成慢性炎症反应。因此，当皮肤状况不稳定时，应减少ω-6脂肪酸的摄取，可以摄取ω-3脂肪酸（例如食用鱼油、坚果、亚麻籽油）及ω-9脂肪酸（例如食用橄榄油、牛油果），改善发炎情况。

楚女士为了改善皮肤状况不敢吃巧克力，其实适量吃巧克力是可以的，可可中的多酚类化合物还能抗炎、舒缓情绪，只要避免食用含糖量高的巧克力，选择可可成分在80%以上的巧克力即可。而花生的确是含有较多ω-6脂肪酸的坚果，易发炎者应减少摄取量。

有些人对乳制品有特别的反应。研究指出，牛奶含乳糖及胰岛素样生长因子1，过多摄取会刺激胰岛素大量分泌，而间接促进皮脂腺分泌油脂、增加雄激素活性，促进痘痘生成，其中低脂奶或脱脂奶的影响比全脂奶更大，喝得越多，差异越明显。因此建议严重痘痘肌患者减少奶类摄取，或改喝全脂奶并限制量，一天喝240克即可。楚女士每天早上会喝一杯拿铁，我建议她换成黑咖啡，减少乳制品（如牛奶、酸奶、奶酪等）的摄取，并且减少甜食的摄取。持续两周后，楚女士脸上的痘痘有所减少，再加上皮肤得到彻底清洁，还使用了消炎药物，楚女士面部皮肤状况得到很大改善。

有些重训者会喝乳清蛋白来帮助增肌，很容易因此在脸上生出痘痘，停止饮用或减少摄取量后情况会有所缓解。

饮食调理重点

千万别等皮肤出状况了才想到要保养。想要拥有健康皮肤，除了使用适合的护肤品、避免长期暴晒、避免过度清洁、保持充足睡眠、摄取充足水分，吃对营养素也很重要。吃对营养素能提高皮肤的防御力、延缓皮肤老化。以下7种营养素对皮肤有益，请均衡摄取。

1 维生素E

维生素E具有抗氧化功能，能有效增强皮肤的抵抗力。它主要存在于坚果、橄榄油等油脂类食物中，黄豆、豌豆、鸡蛋也含有较多维生素E。均衡饮食者通常不会缺乏维生素E。维生素E是脂溶性维生素，过度摄取会在肝脏中累积，产生毒性反应，因此除非严重缺乏，否则建议人们从食物中获取足够的维生素E，不要过度补充。

2 维生素C

维生素C具有抗氧化及减少黑色素形成的功效，它也是合成胶原蛋白的重要营养素。猕猴桃、番石榴、草莓、彩椒等蔬果含有丰富的维生素C。如果平时摄取蔬果较少，就容易缺乏维生素C。

3 维生素A

维生素A是脂溶性维生素，也是一种抗氧化剂，可以帮助对抗自由基，减少自由基对皮肤的损伤，有助于延缓皮肤老化。维生素A有助于促进皮肤细胞生长、修复受损的组织，并具有抗炎作用，缺乏维生素A时容易出现皮肤干燥或感染。维生素A对皮肤的好处非常多，因此平时应该保证摄取足够的维生素A。猪肝、鸡肝、鸡心等动物内脏、鱼肉等肉类、鸡蛋都含有较多维生素A。植物性食物中的 β-胡萝卜素可在人体内转化为维生素A。彩椒、南瓜、木瓜等橘色蔬果含有较多的 β-胡萝卜素。

4 膳食纤维

摄取适量膳食纤维可促进排便，并维持肠道健康，避免废物残渣在肠道中停留太久，造成便秘等问题。便秘可能引发过敏反应，影响皮肤健康。研究发现，摄取适量膳食纤维能够减少炎症反应，降低患慢性皮肤病的风险。蔬菜和水果含有丰富的膳食纤维。建议每天摄取2份水果和3份蔬菜（每份70～100克），以维持肠胃正常蠕动。

5 脂肪

油脂可以在皮肤表面形成一层保护膜，防止水分蒸发，因此能使皮肤保湿。若长期缺乏油脂，会让皮肤粗糙，失去光泽，因此，摄取适量的脂肪能够使皮肤保湿、保持弹性。但要注意摄取的脂肪要适量且质优，避免摄取过多饱和脂肪酸和ω-6脂肪酸，这些脂肪酸摄取过多会给皮肤造成负担。例如，应减少油炸食品的摄取，因为油炸食品中的ω-6脂肪酸含量高，易增加皮肤发炎风险。相反地，要多摄取富含ω-3脂肪酸的食物，如坚果、鱼油等；还应多摄取富含ω-9脂肪酸的食物，如牛油果、橄榄油等。只有摄取足量且品质良好的脂肪，才能减少皮肤发炎的概率。

6 蛋白质

蛋白质是细胞组织的重要组成部分，有助于细胞的修复和生长，可维持皮肤的健康和弹性。人体消化道可以将食物中的蛋白质分解为氨基酸，氨基酸再合成胶原蛋白，因此只有摄取足够且多元的蛋白质，才有足够的氨基酸去合成胶原蛋白。富含优质蛋白质的食物有牛奶、鸡蛋、鸡肉、鱼肉、大豆类等，不要只摄取某一种蛋白质食物，建议每天吃各种豆鱼蛋肉类，以获得足够且多元的氨基酸。

 美丽秘方

欣仪营养师的自制食谱

综合这些美颜营养素，我最推荐的是自制坚果燕麦黑芝麻糊。坚果与黑芝麻所含的维生素E与植物化学物具有抗氧化作用，可降低自由基对细胞的伤害；而脂肪酸也可以帮助皮肤保湿、预防皮肤出现皱纹。此外，燕麦富含水溶性膳食纤维，鲜奶富含优质蛋白质。因此，这道坚果燕麦黑芝麻糊是我最喜爱的养颜料理。做法非常简单，只需将食材放入榨汁机中搅拌成泥状，加热煮熟即可。

材料

黑芝麻粉	100克
鲜奶	250克
燕麦（或原味燕麦片）	50克
水	500毫升
冰糖	10克
核桃、夏威夷果	共20克

做法

① 将燕麦、核桃、夏威夷果与水放入榨汁机中搅打成泥状。

② 将黑芝麻粉与坚果燕麦泥一起倒入锅中，用小火加热，加热期间要不断搅拌避免粘锅。如果太浓稠，可自行加水调整。

③ 煮至沸腾后加入鲜奶与冰糖，煮沸后即可食用。

7 植物化学物

植物化学物能减少自由基对细胞的损伤，进而预防老化、促进心血管健康，它还具有防癌的功效。花青素是一种重要的植物化学物，能够增强皮肤弹性，延缓皮肤衰老。黑芝麻、蓝莓、紫米、紫葡萄等含有丰富的花青素。建议将这些食物适当地加入日常饮食中，例如食用紫米饭、黑芝麻糊等。

是否需要选择养颜保健品

养颜保健品对护肤是否有效？以下介绍一些常见的养颜保健品成分，挑选产品时可自行斟酌。

1 玻尿酸

玻尿酸在人体结缔组织与真皮层中扮演着重要角色，大部分玻尿酸存在于人体皮肤、关节和眼睛中。随着年龄增长，体内玻尿酸含量逐年下降，缺乏玻尿酸时会出现皮肤粗糙、眼睛干涩、关节疼痛等现象。**玻尿酸具有很强的亲水性，可以加入护肤品用于保湿，也可以以填充物的方式注射到皱纹处以达到改变容貌的效果。**

2 胶原蛋白

很多人想了解"补充胶原蛋白是否真的可以保养皮肤"。其实，所谓"补充胶原蛋白"主要是补充人体生成胶原蛋白的原料，原料经过消化吸收才能合成胶原蛋白。如果原料摄取不足，人体内胶原蛋白的合成当然不够，皮肤的保水度与弹性将大受影响。

为什么有些人总觉得补充胶原蛋白好像没什么用？这可能是因为身体其他部位有损伤，或饮食不均衡导致缺乏营养，**补进去的胶原蛋白优先被身体拿去修补其他部位**。例如，饮食中缺乏蛋白质，使肌肉生长受限，补进去的胶原蛋白就会被分解成氨基酸，然后合成肌肉。如果身体有创伤，补进去的胶原蛋白就会被分解成氨基酸去修补伤口。

在人体的老化过程中，无论是否罹患疾病，其修复能力都会随着年龄增长而下降。这是由多种因素导致的，例如自由基对细胞进行损害，导致身体出现老化现象，如血管壁变薄或失去弹性。情况严重时，这可能导致脏器的部分功能受损，这些损害通常无法通过观察外观而被发现。此时，补进去的胶原蛋白会优先去修补这些内部损伤，根本不会送到皮肤上。因此平时应养成良好作息，坚持健康饮食，适当运动，保证身体健康，这样补充的胶原蛋白才有可能被用在改善皮肤状况上。

市面上的胶原蛋白有很多种，建议根据以下几点去挑选胶原蛋白。

① 具备"人体临床实证"：胶原蛋白能否被人体吸收，以及其改善皮肤状况的效果是否经过科学实证，是重要的考量因

素。只有具备科学实证的胶原蛋白才能够真正发挥功效。

②**是否添加维生素C**：维生素C是人体合成胶原蛋白过程中不可或缺的营养素，因此即使有胶原蛋白的原料，如果缺乏维生素C，合成的过程受阻，补充胶原蛋白的效果同样不好。如果产品中没有添加维生素C，可以考虑自行在饮食中补充。

③**避免过度添加**：为了掩盖胶原蛋白本身的腥味，胶原蛋白产品通常会添加不少人工香精，这会增加人体负担，因此要选择不添加非必要的化学香精的产品。

3 谷胱甘肽

谷胱甘肽由谷氨酸（Glu）、半胱氨酸（Cys）与甘氨酸（Gly）三种氨基酸组成，可由人体自行合成。研究指出，谷胱甘肽有很好的抗氧化作用，能够降低紫外线对皮肤的伤害，抑制酪氨酸酶活性，避免黑色素生成。饮食不均衡、压力大会造成谷胱甘肽浓度下降，随着年龄增长，谷胱甘肽浓度也会下降。有的人会选择直接补充谷胱甘肽。但是补充的谷胱甘肽经过人体消化分解，能否直接影响皮肤中黑色素的生成，仍需更多实证才能判定。

4 神经酰胺

神经酰胺具有亲水性与亲油性，因此可以帮助皮肤保湿，添加在乳液中，可以提高乳液的保湿能力。随着年龄增加，人体内的神经酰胺会逐渐流失，因此皮肤的保湿度会逐渐降低。虽然大米、小麦、玉米、豆类等食物都含有神经酰胺，但如果想要快速看到效果，可以选择直接补充神经酰胺。选购产品时应留意其来源，动物性来源的神经酰胺不适用于素食者，建议选择由植物萃取的产品。

最后提醒大家，想要保养皮肤，不仅需要补充营养素，也要维持健康的饮食与作息习惯，并加强外在防护（如使用防晒和保湿产品）。通过综合保养的方式，能够达到事半功倍的效果。

症状5 视力

眼睛干涩、易疲劳，人工泪液不离身

李女士是一位45岁女性，是一名会计师，工作量大的时候，她一天有12小时都盯着电脑看，到了晚上回家陪孩子写作业或看书时，眼睛感到疲劳、干痒，有时眼睛还会雾雾的，看不清楚。过去，她习惯在睡前刷手机追剧，现在眼睛越来越模糊，她便不再刷手机追剧了。然而，她的眼睛状况仍未得到改善。最近，她在夜间骑车时，发现自己越来越看不清交通标志，因此担心自己患了夜盲症。

她去眼科就诊，医生告诉她并没有患夜盲症或干眼症，但她的老花已达到100度，这是眼睛老化的现象。医生建议李女士多休息并定期复查，多摄取含维生素A和DHA的食物，并使用人工泪液来预防干痒。然而，她听说人工泪液不能长期使用。她想知道是否有保护眼睛的饮食方法，叶黄素产品是否对保护眼睛有帮助。

老花是眼睛老化的现象，通常发生在40岁以后。看书时必须将书拿远一点才能看清楚，视线从远处回到近处看近物时突然找不到焦距，眼睛容易疲劳，甚至视线越来越模糊，这些都可能是老花的表现。李女士及时就医是很明智的行为，接下来只要按照医生的建议配眼镜、适当休息、健康饮食，就可以延缓眼睛老化的情况。

人工泪液可以使眼睛湿润，使用医生开具的人工泪液并遵照医嘱使用便不会有问题。有的人眼睛不舒服时会自行购买眼药水，可能会选择含有消炎成分（类固醇）的眼药水（未必对症）或含防腐剂的人工泪液，不但可能徒劳无功，还可能伤害眼睛健康。因此，不能在眼睛不舒服时擅自购买眼药水，应遵照医嘱使用眼药水。

李女士每天都需要长时间使用电脑，因此建议她在工作期间安排时间让眼睛休息。例如，每30分钟起来走一走、看一看远方，也可以用温毛巾热敷眼睛5分钟，缓解眼部疲劳。此外，补充足够的营养素也非常重要，可以保护眼睛。

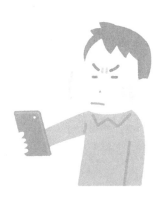

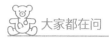 大家都在问

如何挑选叶黄素产品

平时饮食不均衡的人可能会选择保健品来补充缺乏的营养素，如果老年人食欲较差，或上班族经常在外面吃饭很难控制饮食，营养素摄取确实会不足，在条件允许的情况下选择适合的保健品也无可厚非，不过请选择**大厂家制造、拥有原厂家专利授权且经科学实证的产品**，以确保安全性。

研究证实，叶黄素与玉米黄素比例为5：1时具有最佳的保护效果，其中游离型叶黄素分子量较小，可直接从消化道吸收，吸收率较酯化型叶黄素好，因此建议选择含有**游离型叶黄素**的产品。

至于剂量，不是以多取胜，每日摄取6～10毫克叶黄素即可满足需求，过量摄取叶黄素对健康无益。

除了补充叶黄素，其他辅助营养素也不可忽视，例如维持暗视力的维生素A、花青素，以及舒缓眼睛干涩的DHA与EPA等，有了这些营养素的帮助将会事半功倍，因此选择产品时务必要多方比较营养成分。

补充营养后，还应保持正常的作息习惯，避免熬夜与过度用眼，减少紫外线伤害，做好防护。

饮食调理重点

天然食物中有许多珍贵的护眼营养素，饮食中适当摄取即可做好眼睛的基础保养。以下是一些常见的护眼营养素。

1 叶黄素与玉米黄素

眼球内的黄斑部需要叶黄素来吸收强光，避免视网膜损伤，因此叶黄素成了最常见的护眼营养素。其实叶黄素与玉米黄素广泛地存在于各种食物中，例如深绿色的菠菜、芥蓝、西蓝花、红薯叶，橘黄色的玉米、彩椒、胡萝卜、南瓜含量都不少，建议大家每天都要吃深绿色蔬菜，以获取足够的叶黄素。此外，蛋黄中叶黄素的生物利用率较高，可以一天吃一颗鸡蛋。叶黄素、玉米黄素是脂溶性营养素，搭配油脂一起食用可提高吸收率。

2 维生素A

维生素A可转化为视黄醇与视黄醛，对视觉循环有极大影响，缺乏维生素A易导致夜盲症或干眼症。李女士夜晚视力不

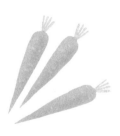

佳，应注意是否缺乏维生素A。维生素A的动物性来源主要有鱼肝油、动物肝脏（如鸡肝、猪肝）等，而鱼肉、乳制品也含有维生素A。维生素A的植物性来源主要是深绿色及深黄色蔬果，例如红薯叶、胡萝卜、南瓜、木瓜、芒果等。

3 花青素

花青素帮助维生素A与视蛋白结合成视紫质，缺乏花青素时，视觉的敏感度下降，夜晚的可见度降低，对视力影响不小。同时，花青素也是一种抗氧化剂，可减少自由基伤害，预防白内障或黄斑部退化。紫色的食物富含花青素，例如蓝莓、葡萄、茄子、蔓越莓、桑葚、紫甘蓝等。

4 DHA

眼球中的视网膜富含DHA，足量的DHA不仅能强化视网膜上感光细胞对光的反应，维持正常的视力功能，还能减少黄斑部病变的风险。DHA对于舒缓眼睛干涩也有一定程度的帮助。海鱼如三文鱼、黄花鱼、秋刀鱼、金枪鱼等，含有丰富的DHA。

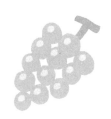

5 维生素E

维生素E与β-胡萝卜素、维生素C在一起可以发挥强大的抗氧化力，减少自由基的伤害，延缓眼睛老化。富含维生素E的食物有坚果类、全谷类、橄榄油、葵花子油等。

6 维生素C

维生素C是构成黏蛋白、制造泪液的重要原料，黏蛋白可帮助泪液包覆眼睛而产生保护作用。维生素C有抗氧化作用，能防止视网膜受到紫外线伤害，有助于预防白内障等眼部疾病。蔬果的维生素C含量都不少，例如彩椒、菜花、小番茄、番石榴等都含有不少维生素C。维生素C对光和热较敏感，建议可生吃的食材尽量生吃。

只要做到均衡饮食、每日摄取5种蔬菜与1～2种水果、每日吃一把坚果，护眼必备营养素就能很好地摄取。选坚果时要注意选择原味、低温烘焙的坚果，以完整保留食材的营养。市面上有方便的坚果随手包，有的还含有蓝莓干或葡萄干，刚好可同时摄取花青素与叶黄素，是不错的选择。

症状6 牙齿

牙齿也有"中年危机",牙齿敏感、牙周病都来了

古女士今年45岁,长期有牙齿敏感的问题,喝冰水或吃甜食会感到酸痛,尚可忍受。在上个月的某一天刷牙时,她突然觉得某一颗牙变得非常敏感,感觉到尖锐刺痛,让她感到非常不舒服。照镜子后,她发现这颗牙的牙根外露。隔天,她便预约了牙科检查。医生告诉她,她的牙龈有萎缩现象,还有牙结石与蛀牙。经过治疗后,古女士牙齿敏感的问题有所改善,但牙龈萎缩的情况仍然存在。这让古女士的牙齿看起来非常长,甚至底部有点黄黄的,看起来很不美观。现在,她不太敢开口大笑。听说随着年龄增长,牙龈萎缩的情况会更加严重,她想了解是否有什么食物可以帮助牙龈恢复健康。

许多人可能并不知道自己的牙龈出现了萎缩的现象。喝冷水时感到牙齿酸软疼痛,牙缝越来越大,甚至有牙根外露等,都可能是牙龈萎缩的症状。牙龈萎缩的原因有多种,除了常见的牙周病,牙结石、不当的刷牙方式、抽烟等都可能是牙龈萎缩的原因。如果发现牙龈萎缩的情况,就应该求助牙医,并定

期进行洗牙和口腔检查。同时，控制饮食也很重要，可以避免牙龈萎缩情况恶化。

正常的牙龈呈现粉红色，形状完整且有弹性，紧密地附着于牙齿。老年人的牙龈容易随着年龄增长而萎缩，而贫血者的牙龈几乎无血色，甚至呈现苍白。发炎的牙龈则会出现红肿、出血、与牙齿分离等情况。许多人以为牙龈出血只需要补充维生素C即可，但其实牙龈组织富含结缔组织、胶原蛋白等，因此应针对牙龈组织的需求来做营养调整。

饮食调理重点

以下是牙龈健康不可或缺的4种营养素，应保证在日常饮食中足量摄取。

1 维生素C

维生素C摄取不足，会出现牙龈出血的情况。维生素C主要存在于新鲜蔬果中，一般成年人的每日建议摄取量为100毫克，每天吃2份水果和3份蔬菜，即可保证维生素C的摄取量。柿子椒、彩椒、番石榴、猕猴桃、柑橘类水果含有丰富的维生素C。需要特别注意的是，有些人每天会补充高剂量的维生素C（例如2000毫克／日），如果一段时间未补充高剂量的维生素C，身体会出现戒断反应，例如牙龈肿胀、牙龈出血等。如果想戒掉高剂量维生素C，可以逐渐减少摄取量，避免出现戒断反应。

2 胶原蛋白

胶原蛋白是构成牙龈组织的重要成分，随着年龄增长，胶原蛋白流失是造成牙龈萎缩的因素之一，因此摄取足量胶原蛋白对于牙龈健康非常重要。但富含胶原蛋白的食物如猪蹄、猪皮、猪耳、鸡爪、鸡皮、牛筋、鱼皮等，通常也富含脂肪，食用时要注意控制好量，也可以选择低脂的鱼肉、鸡肉、牛奶、鸡蛋等富含蛋白质的食物，并搭配足量的维生素C，帮助胶原蛋白的合成。

3 ω-3脂肪酸

研究指出，经常摄取富含ω-3脂肪酸的食物可降低罹患牙龈炎的概率。ω-3脂肪酸有助于抗炎，因此，摄取富含ω-3脂肪酸的食物对预防或治疗牙龈炎有益。ω-3脂肪酸可以通过摄取深海鱼、坚果、芝麻、亚麻籽油等食物来补充。

4 维生素B_2、烟酸

缺乏维生素B_2、烟酸时，容易出现口腔溃疡、牙龈炎等症状，通常出现在熬夜、生病、饮食不均衡、嗜酒的人身上。体内消耗过多营养素与能量，会造成体内维生素B_2、烟酸不足。此时除了调整作息，补充维生素B_2、烟酸也很重要。富含维生素B_2的食物有动物内脏、菇类、乳制品、鱼类、贝类；富含烟酸的食物有菇类、肉类、鱼类、坚果类。

保证口腔清洁与定期回诊是保持口腔健康的重点，再搭配均衡的营养，就可延缓牙齿与牙龈的老化。

绿茶有助于口腔健康吗

有研究指出，常喝绿茶的人比不喝绿茶的人牙龈更健康。这是因为绿茶中的儿茶素具有抗氧化和抗菌功效，能在口腔中发挥作用。此外，绿茶还含有氟化物，氟化物可以保护牙釉质，对牙齿健康有益。研究显示，红茶中的多酚类、儿茶素等物质也具有防止细菌附着的效果，与绿茶具有同样的作用。当然，为了预防蛀牙，应该避免饮用加糖的茶饮。

此外，牙齿pH值在5.5时容易受到侵蚀，因此饮用汽水、果汁、柠檬茶等酸性饮料时应注意饮料停留在口腔里的时间不要过长，当然，最好减少饮用次数。在喝完饮料后用清水漱口，有助于保持口腔健康。

症状7 骨骼
每日服用钙片还是骨质流失，哪里出了问题

李女士今年68岁，身高158厘米，体重65千克，8年前健康检查时发现骨密度较低（T值为-2.0），医生建议她喝牛奶补钙，并规律运动，以预防骨质疏松症。她不喝牛奶，于是家人给她买了钙片，每日补充一片（每片含500毫克钙）。另外，只要天气变化或稍微运动，她的关节就容易疼痛，所以她也没有养成运动的习惯。

上个月，李女士因遭遇车祸导致左大腿骨折，手术后医生检查发现她罹患了骨质疏松症。李女士感到非常困惑，她已经吃钙片好多年了，她怀疑是家人买的钙片质量不好，或每天喝咖啡导致身体无法很好地吸收钙。此外，她想知道关节疼痛是否与骨质疏松症有关，还想知道如何预防关节疼痛。

成年人每天应摄取800毫克的钙，然而，大多数成年人钙摄取不足。由于东方人的饮食习惯和乳糖不耐受等因素，乳制品摄取量只有西方人的一半。在30岁以后，成年人身体里的钙会逐渐流失。女性在更年期后更容易出现骨质流失。而东方女性的平均骨密度比西方女性低，东方女性更容易罹患骨质疏松症。

每天喝咖啡是否会让钙流失

流行病学研究发现，咖啡因摄取与骨质流失或骨折的发生率相关性不大。但是，如果每天摄取咖啡超过4杯，并且有抽烟习惯，则骨密度可能会下降。因此请不要过量喝咖啡，并注意在饮食中摄取足量的钙，以避免钙流失。

只补充钙片有用吗

想要预防骨质疏松症，单纯补充钙片是不够的。适度晒太阳有助于将体内的维生素D转化成其活性形式，进而帮助人体从肠道中吸收钙，避免因骨钙合成不足而导致骨质疏松症。每日晒太阳15分钟，即可获得足量的维生素D。此外，适当的负重运动也不可或缺，负重运动可以增加骨密度，强健肌肉，改善身体的协调性与平衡性，并降低跌倒与骨折风险。建议选择抗压负重性的运动，例如跑步、快走、跳舞、骑自行车等，且每次运动时间至少持续30分钟。

像李女士这样不喝牛奶，也不运动，长期不在户外晒太阳的人，即使补充了钙片，也可能因钙吸收不良而无法让钙留在体内。因此，最根本的解决办法还是注重饮食（在饮食中摄取钙）、适当晒太阳、适当运动。

维生素K也需要补充

有研究显示，维生素K摄取量越高，骨折风险越低。维生素K可促使钙沉积在骨骼中，减少钙流失，因此骨质疏松症患者要注意维生素K的摄取。通常，维生素K_1可从深绿色蔬菜中获得，例如菠菜、红薯叶等，而维生素K_2可在肉类、乳制品、发酵食品中获得。健康的人体肠道菌群也会帮助制造维生素K_2，因此保持肠道健康也是获得维生素K的方法之一。消化不良、腹泻、便秘等问题会影响肠道有益菌生长。因此，肠道有问题者需要特别注意。

如何从饮食中增加钙的摄取

① 植物性食物含有植酸和膳食纤维，可能影响钙的吸收率，动物性食物中的钙更容易被人体吸收。鲜奶、酸奶、奶酪、小鱼干、带骨鱼类、海米、牡蛎等都含有丰富的钙。如果因乳糖不耐受不能喝鲜奶，可以选择无乳糖奶粉、酸奶、奶酪补充钙。煮浓汤时用奶粉或鲜奶取代奶油，做蔬菜沙拉时用酸奶取代沙拉酱等都是增加钙摄取量的好办法。

② 大豆制品如豆腐、豆腐干等也含有丰富的钙。黄豆富含大豆异黄酮，其结构类似于雌激素。更年期女性适量摄取大豆异黄酮，可以预防骨钙流失。每日喝一杯豆浆，每餐吃一份大豆制品即可增加钙的摄取。其他高钙的植物性食物有绿叶蔬

菜、黑芝麻、海带等。在白米饭上撒点黑芝麻，冲泡奶粉时加两勺黑芝麻粉，在烤鱼片上撒点黑芝麻等，都是增加钙摄取量的好办法。

特别提醒，英国有研究指出，女性素食者相较荤食者，髋部骨折风险高出33%，这可能因为植物性食物钙的来源有限，含量也比较低，很容易导致钙摄取不足。全素食者更要注意在饮食中摄取富含钙的食物，豆腐、黄豆、毛豆等都是不错的选择。日常还应适当运动并适当晒太阳，减少钙摄取不足的风险。

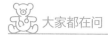 大家都在问

羊奶、牛奶、豆浆，哪种补钙效果更好

同样240克的量，羊奶、牛奶、豆浆的含钙量分别是265毫克、250毫克、34毫克，羊奶和牛奶的含钙量相差无几，羊奶和牛奶的补钙效果更好。而且，羊奶含有较多的中链脂肪酸，还含有较易消化吸收的A2-β酪蛋白，很适合消化不良的人摄取。因此，如果家中有消化功能较弱的老人或小孩，可以选择喝羊奶。

③ 高钙食物搭配高维生素C食物，可增加钙的吸收，例如饭后可以吃一个猕猴桃或柑橘类水果。维生素C也可帮助胶原蛋白合成，而在骨基质中，胶原蛋白是非常重要的成分之一，它能够增强骨骼的韧性和弹性，还有助于促进骨骼的再生和修复。

④ 碳酸饮料中磷的含量往往较高，可能会妨碍钙吸收，进而增加骨质流失的风险。因此，患有骨质疏松症的人应该避免饮用碳酸饮料。

⑤ 吸烟与吸二手烟也是造成骨质疏松症的原因之一。尼古丁及香烟中的其他毒性物质会影响体内激素分泌、增加骨质流失，并阻碍骨质再生。

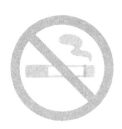

关节容易发炎者该如何预防关节发炎

1 注意保暖

留意天气变化，准备保暖衣物，适时晒太阳，必要时热敷关节处。冬天室内温度保持在19～25℃，湿度保持在50%～60%较舒适。

2 避免长时间维持同一个动作

例如长时间低头看手机可能造成颈椎疼痛，长时间使用电脑可能造成手指肌腱炎。坐着看电视时要注意坐姿，并随时伸展身体。放松惯用部位，减少炎症的发生。

3 规律运动

运动可促进血液循环、活动关节。运动前要热身，运动后要放松肌肉。有关节问题的人可选择散步、健走、骑自行车、游泳、练瑜伽等运动，这些运动对关节的冲击较小。

4 睡眠充足

睡眠可放松身体紧绷的肌肉，并有助于修复受损的关节。

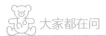
大家都在问

气温下降为何会造成关节不适

有些人对于天气变化很敏感，只要季节变换或下雨，关节的疼痛感就会增强。天气寒冷时，如果活动量减少，关节会变得僵硬。而对于有宿疾的人来说，气温下降可能会造成关节附近肌肉和血管收缩。如果无法及时保温、适时放松肌肉，血液循环就会变差，进而导致肌肉紧绷。长时间下来，可能会导致发炎，引发疼痛。

5 控制体重

做好体重管理可在一定程度上避免膝关节损伤，减轻关节炎等症状。

保护关节的营养素

1 ω-3脂肪酸

ω-3脂肪酸可抑制炎症反应，海鱼如三文鱼、金枪鱼、黄花鱼等含有丰富的ω-3脂肪酸，平时可以适当多食。素食者可通过摄取核桃、亚麻籽、奇亚籽等获取ω-3脂肪酸。

2 胶原蛋白

胶原蛋白是软骨的主要成分之一。每日摄取足量的豆鱼蛋肉类，再搭配富含维生素C的食物，体内即可自行合成胶原蛋白。

3 维生素C

维生素C是一种抗氧化营养素，可保护关节，减少关节损伤，且维生素C是合成胶原蛋白不可或缺的营养素。猕猴桃、柑橘类、番石榴等水果含有丰富的维生素C，水果中的多酚类也有助于抗炎。

4 有机硫化物

MSM（二甲基砜，甲基磺酰甲烷）被认为能够预防慢性炎症。圆白菜、菜花、芥蓝、大蒜、洋葱等含有丰富的有机硫化物。

5 硒

硒可提升人体抗氧化能力，预防关节发炎。有研究发现，平日摄取较多硒的人，骨密度较高，摄取足量硒，可降低患骨质疏松症的风险，避免发生腰酸背痛、关节变形等问题。富含硒的食物有红刀豆、金枪鱼、牛肉、鸡蛋、内脏类、全谷类等，其中红刀豆的硒含量很高。成人每日硒的推荐摄取量为55微克，而只要吃10克红刀豆，摄取的硒就能达到每日推荐摄取量的70%以上。

症状8 呼吸系统
动一下就好累，爬两层楼就喘到不行

黄先生是一名工厂主管，今年55岁，身高171厘米，体重77千克，有高血压家族史。他自身没有抽烟与喝酒的习惯，但工作环境中常有抽烟者。近期他感觉喉咙不舒服，后来发现爬两层楼就开始喘，有心跳加速、呼吸困难的情况出现。他的肺活量变差了。因为走得快一点就觉得很喘，所以他也不想运动。另外，他觉得现在比以前更容易感冒，感觉身体越来越不好，很容易疲劳。

他想知道，如果呼吸系统不好，又长期曝露于二手烟环境中，是否有特殊的营养素可以帮助保养呼吸道。

　　肺活量会因体形、年龄、性别等因素而有所不同。你可以与之前的自己做比较，例如进行同样的运动时比以前更容易出现喘气、呼吸困难等情况，这可能代表肺活量有所下降。如果症状逐渐恶化，担心有患肺部疾病如慢性阻塞性肺疾病（COPD）的可能，建议寻求呼吸科、胸外科医生的帮助。

　　若非肺的问题，那很有可能是心脏问题。心脏就像人体的引擎，负责推动血液到全身。当心脏功能衰退时，引擎的动力不足，血液无法正常地流回全身，患者可能出现胸闷、疲劳、喘不上气、下肢水肿等症状。此时一定要前往心血管内科接受检查。

经检查，黄先生的心脏正常，尽管其肺活量略微下降，但仍在正常范围内。从病例中可以看出，黄先生应该是患感冒后呼吸功能受到了影响。加上黄先生体重过重（BMI≈26.3千克/米^2），且缺乏运动习惯，可能会导致呼吸困难的症状更加明显。因此，黄先生应该从饮食和运动入手，将体重控制在正常范围内。减轻体重并养成运动习惯，将有助于提高其心肺功能。

呼吸道的第一道防线：黏膜

每天吸入的空气中，都有许多病毒、细菌、灰尘、花粉或尘螨。当这些异物进入呼吸道时，呼吸道黏膜上的纤毛会对异物进行物理清除，将异物往外推，同时黏膜中的免疫细胞会进行杀菌，从而维持呼吸道的健康。

然而，当病毒攻击力较强或病毒数量庞大时，呼吸道黏膜的防御能力可能不足，这就可能造成呼吸道感染。当呼吸道黏膜受损时，免疫力也会跟着下降，这是黄先生经常出现呼吸道感染的原因。因此，平时应该随时做好呼吸系统防护。当呼吸道黏膜受损时，戴口罩是第一步防护措施，同时补充水分，保持呼吸道黏膜湿润，以健康的饮食促进呼吸系统健康，提高防护力。

饮食调理重点

当呼吸道黏膜受损时，可以补充以下营养素。

1 维生素A

维生素A是一种脂溶性维生素，能够维持上皮细胞完整，并修复黏膜细胞。动物肝脏、鱼类、乳制品等含有丰富的维生素A。人体可以将β-胡萝卜素转化成维生素A，因此补充维生素A可以多摄取富含β-胡萝卜素的蔬果。当身体从重病中恢复时，呼吸道和肠道的黏膜更需要维生素A来进行修复。

2 维生素C

维生素C不仅具有抗氧化作用，还能强化免疫系统，有助于提升肺功能。建议多摄取新鲜蔬果以获取维生素C，猕猴桃、番石榴、彩椒等都是不错的选择。

3 维生素E

维生素E是一种强效抗氧化剂，可以清除自由基，保护肺部细胞。维生素E在坚果类中含量丰富，每日食用一掌心的坚果即可获取优质的维生素E。

4 维生素D

维生素D可调节免疫系统的功能，并有助于减轻炎症反应。

5 ω-3脂肪酸

ω-3脂肪酸如DHA、EPA，除了能抑制炎症反应，还能帮助缓解压力，调节情绪。建议每周至少摄取2次含有ω-3脂肪酸的鱼类，如黄花鱼、三文鱼、秋刀鱼等。素食者可以选择奇亚籽、亚麻籽、南瓜子、核桃等植物性食物来补充ω-3脂肪酸。

6 有机硫化合物

有机硫化合物闻起来有一点刺鼻的味道，在洋葱、大蒜、菜花、圆白菜等蔬菜中含量丰富。摄取适量的有机硫化合物，可以提高T淋巴细胞和巨噬细胞的活性，并增加自然杀伤细胞数量，维护免疫功能。

另外，对于喉咙经常发炎或长期曝露于空气污染或二手烟环境中的人，应注意以下几点。

① 减少油炸食物的摄取。摄取油炸食物容易产生自由基，进而诱发慢性炎症，降低免疫力。

② 尽可能戒烟，并远离二手烟，维持呼吸系统的健康。

③ 尽量选择未加工的天然食物，减少食品添加剂的摄取，降低身体发炎的概率。

④ 多做有氧运动。例如快走、练瑜伽、跑步、游泳、做扩胸运动等，有助于强化心肺功能。每周至少运动3次可维持心肺健康。

⑤ 多喝水有助于维持正常代谢。成年人一天要喝多少毫升水，可用"体重（千克）×（30～35）"来计算，例如体重60千克的成年人每日需摄取1800～2100毫升的水。[1] 如果运动量大或气温高，建议多摄取300～500毫升的水。

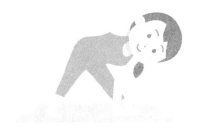

1　《中国居民膳食指南（2022）》建议在温和气候条件下，低身体活动水平成年男性每天喝水1700毫升，成年女性每天喝水1500毫升。

症状9 消化系统

饭后总胃胀想吐，消化差，连排便都不正常

林女士今年35岁，是一名餐饮服务人员，身高161厘米，体重50千克。她的工作性质使她的吃饭时间不固定且短暂，导致她经常感到胃部不适，如饭后胃痛、胀气等，甚至需要长期服用胃药。由于工作繁忙，她通常在晚上9点之后才吃晚饭，并在晚上11点前就寝。早上6点，她就要起床处理厨房事务。近年来，频繁的胃痛、便秘问题一直困扰着林女士，因此她去消化内科做了胃镜检查，结果显示胃部有息肉，经过化验确认是良性，并没有其他问题。医生提醒她必须改善生活习惯，否则长期下去可能会诱发癌症。

林女士有很强的责任感，工作认真仔细，从不忽略任何细节。即使有空余时间，她也无法放下工作，在用餐时总是无法专注地咀嚼食物，进而引发消化不良问题，例如饭后胃胀、打嗝、恶心等。有时候，她甚至会忙到没有时间吃饭，在紧张的工作状态下长时间空腹，胃酸分泌过多，侵蚀胃黏膜，进而出现胃食管反流、胃发炎等症状，如胃部隐隐作痛、上腹部不适等。如果胃部长期反复发炎，可能会有癌变的风险。林女士最

需要做的是改变生活方式，减轻压力、适当放松心情，并改变错误的饮食习惯。以下4种饮食方式很容易造成消化不良。

1 突然大量进食

暴饮暴食或短时间内吃太多，没有被细嚼慢咽的食物堆积在胃部，特别是高脂食物摄取较多时，胃排空速度变慢，胃胀感将更明显。

2 过量摄取咖啡、浓茶

咖啡因会使食管与胃的交接处贲门括约肌松弛，可能增加胃食管反流的风险，长期忽略容易造成食管与胃部炎症。

3 吞下过多空气

大口吃东西或边吃东西边聊天，容易吞下太多空气，从而导致胃胀、消化不良。

4 睡前进食

进入睡眠状态时人体的消化系统效率最低，如果在睡前摄取过量食物（例如吃夜宵），在消化液不足、肠胃蠕动变慢的情况下，食物在胃中滞留时间变长，容易引起消化不良。一般建议睡前3小时不进食。

胃胀、消化不良怎么办

出现胃胀或消化不良的症状时，可以试着这么做。

1. 吃太饱时，站起来活动一下或做一些舒缓的运动，例如出去散步15～30分钟，在室内原地踏步或来回走动，帮助肠胃蠕动。

2. 胃部胀气时可做腹部按摩，帮助肠胃蠕动。

   步骤① 手握拳，手掌面朝下。

   步骤② 由右下腹往上绕过肚脐做环形按摩（手部可擦婴儿油帮助润滑）。

   步骤③ 每次大约做10分钟。

3. 感觉消化不良时可吃点助消化的食物。例如菠萝、木瓜含有消化酶，可帮助分解蛋白质。此外，含钾量高的食物如香蕉，能减少胃内气体产生。

护胃的"原子习惯"

胃保护不好，健康基础会遭到破坏。如果你经常胃痛、胃胀，或已经患有慢性胃炎，请改变不良作息并做到以下几点。

1 勿暴饮暴食

吃饭吃七分饱就好，定时定量进食，减轻胃的负担。

2 避免过多摄取刺激性食物

　　避免过多摄取辛辣食物、油腻食物、甜食、咖啡、浓茶等刺激性食物。喜欢甜食者可优先选择搭配坚果或水果的甜食，例如坚果做装饰的甜点、含有新鲜水果的蛋糕等，利用坚果或水果的膳食纤维帮助消化。

3 细嚼慢咽

　　食物彻底咀嚼后再吞下，可帮助食物分解与消化，减轻胃的负担。

4 不要边吃东西边说话

　　边吃东西边说话会吞下空气而造成胀气。

5 控制产气食物的摄取量

　　食用豆类、奶类、红薯、糯米、洋葱等食物容易产气，可减量食用。

6 减轻生活压力

　　想办法减轻生活压力，否则胃病仍会反复发作。

7 遵照医嘱

　　如果你经常出现胃溃疡，不能忽视胃痛，必须遵照医嘱服用胃药或进行其他治疗，如果不管不顾，胃溃疡会更加严重。

选择健胃好食材，保养你的胃

除了不良饮食习惯、生活压力等因素会影响胃的健康，冬季的低气温也会使胃部血管收缩、血流量降低，胃黏膜分泌减少，保护胃壁的能力降低，如果此时吃辛辣刺激或高油高糖的食物，胃就容易受损。在气温低的时候注意保暖，并且摄取健胃的好食材，可帮助保养胃。

1 含有黏蛋白的食材

木耳、银耳、菇类、秋葵、山药、莲藕、青木瓜等，都含有丰富的黏蛋白，适量摄取可帮助保护胃黏膜。例如青木瓜含有膳食纤维与木瓜酶，可帮助消化、促进排便。在冬季，喝一碗青木瓜汤，既能暖身又能健胃，特别适合消化不良或排便不畅的人食用。

2 易消化的蛋白质

容易患胃溃疡的人应该选择易消化的蛋白质，如鸡蛋、豆腐、纳豆等软质食物中的蛋白质都易消化。鱼类的纤维较短，其中的蛋白质也较好消化。

3 抵抗胃炎的营养素

有研究指出，富含维生素C、维生素K、叶酸、维生素U的圆白菜有保护黏膜的作用。其中，维生素U能抑制胃酸分泌，预防黏膜溃烂，减少胃溃疡与十二指肠溃疡的病灶范围。圆白菜、芦笋、西蓝花等都含有维生素U。

4 含亚油酸的好食材

亚油酸可以促进伤口修复，同时也具有抑制胃酸分泌的作用，因此对于患有胃溃疡的人来说，亚油酸具有保护胃的作用。苦茶油、亚麻籽油等食用油与核桃等坚果都含有丰富的亚油酸，可以将其适量拌入菜肴中，例如苦茶油拌面线、核桃蔬果沙拉等，既美味又健康。

5 维护胃黏膜健康的锌

胃黏膜是胃内的一层黏液膜，能够保护胃免受酸性胃液和胃蛋白酶的侵害。锌有助于促进胃黏膜细胞的生长和修复，增加胃黏液分泌量，提高胃壁的抵抗力，防止胃黏膜受到损伤，出现慢性炎症。此外，锌还能够减轻胃酸反流、消化不良等消化系统疾病的症状。虾、蟹、贝类等海鲜含有丰富的锌，尤其是牡蛎，它是锌含量最丰富的食物之一。牛肉、猪肉、羊肉等红肉也含有丰富的锌。大豆、燕麦、糙米、核桃等植物类食物也含有丰富的锌。

症状10 泌尿系统
尿频、反复患尿路感染，该怎么办

王女士今年48岁，两年前，因出现排尿时灼热疼痛、尿频、尿血等症状，去看医生被确诊为尿路感染。她吃了7天抗生素与止痛药后，症状有所好转，但后来常常会出现尿频的现象。今年，她再次患上尿路感染，同样地，吃了抗生素才好转，但后来又反复感染了2次。王女士平日饮水量约为2000毫升，每天有喝咖啡与喝绿茶的习惯，因此上厕所很频繁。王女士之前月经周期很规律，但最近出现了月经周期不规律的情况。她推测自己进入了更年期。她听说更年期尿路感染会更频繁。她想了解在日常保健中，饮食方面该注意些什么。此外，她也想知道补充蔓越莓锭或维生素C对尿路感染是否真的有效。

尿路感染是女性很常见的问题，不只是更年期女性会有，各年龄段女性都可能遇上。女性的尿道口距离膀胱较近，细菌很容易从尿道进入膀胱导致膀胱炎，因此女性罹患尿路感染的概率高于男性。人体的泌尿系统由肾脏、输尿管、膀胱和尿道组成。下尿路感染包括尿道炎与膀胱炎，受感染时会有尿频、排尿灼热、尿液混浊、尿血等症状，甚至引起发热。如果细菌向上蔓延，就会造成上尿路感染如肾炎，许多人因肾炎引起腰痛，检查后才发现自己患了肾炎，肾炎严重时会引起败血症，非常危险。治疗以服用或注射抗生素为主，视感染情况，大多7~14天可好转。患者必须遵照医嘱完成抗生素治疗，并多喝水加速痊愈。

如果有反复患尿路感染的情况，建议从以下几个方面排查原因。

1 患特殊疾病

例如尿路结石会造成少尿的情况，男性也会因前列腺增生造成少尿，尿路受阻容易增加感染风险，建议到泌尿科做详细检查。另外，慢性病如糖尿病或高血压也容易引起身体炎症，因此控制好血糖、血压才能降低患尿路感染的风险。

2 过度劳累或压力过大，造成免疫力低下

过度劳累、压力过大，容易造成免疫力低下，进而增加感染风险。例如王女士生活压力较大、较忙碌时易受感染，因此在日常生活中应注意休息与放松。

3 改善卫生习惯

研究指出，消化道的大肠杆菌会造成膀胱炎，因此女性在

排尿或排便之后，由尿道口往肛门方向擦拭，可降低细菌进入尿道的概率。

4 饮水量不足

当人体水分充足时，细菌容易被排出体外，且代谢也会更正常，因此建议养成多喝水的习惯。王女士每天的饮水量约为2000毫升，这已经相当不错了。然而，如果她的尿频问题仍然持续，可以尝试增加饮水量，并避免饮用含咖啡因的饮料（咖啡因等成分可能会刺激膀胱并加重尿频问题）。

5 经常便秘

便秘时，肠道内的粪便会停留在体内较长时间，因此肠道内的细菌数量会增加，细菌可能会进入泌尿道，引发感染。此外，粪便压迫膀胱出口也会影响顺畅排尿，也有可能引发感染。

6 经常憋尿

如果尿液在膀胱中停留时间过长，细菌容易在其中繁殖，从而引发膀胱炎或其他炎症。此外，憋尿也可能导致膀胱或尿道的压力增加，进一步增加感染风险。

7 性行为感染

当性器官与细菌或病毒接触时，细菌或病毒可能会进入尿道，并进一步感染膀胱或其他泌尿器官。此外，性行为可能会导致尿道受到损伤或刺激，进一步增加感染的风险。因此，建议在性行为前后都要排尿，并做好清洁工作，将可能存在的细菌等冲洗干净，降低感染概率。

8 进入更年期

女性进入更年期后，逐渐失去雌激素的保护，阴道的pH值上升，会增加患尿路感染的风险。随着年龄增加，膀胱逐渐老化或萎缩，从而导致膀胱容量变小，也可能出现膀胱无力的情况，这也是造成尿路感染的原因之一。因此，建议症状较严重的停经女性在医生的监督下口服低剂量的雌激素类药物，这不仅可以预防尿路感染，还可以预防骨质疏松症，建议询问专科医师以获得最佳的治疗建议。王女士目前已接近更年期，需要注意"更年期"这一因素。

急性发作期应饮食清淡

出现尿路感染时，除了按照医生的建议服用抗生素，饮食方面也要注意，避免摄取太甜、太辣、太油腻的食物。此外，选择清淡饮食也能减轻肠胃负担，有助于身体康复。

喝蔓越莓汁对预防尿路感染是否有效

有研究发现，喝蔓越莓汁可以预防尿路感染，这是因为蔓越莓中的花青素具有抗炎作用，并且可以调整尿液的pH值，降低细菌附着在尿路上的能力。其实蓝莓、桑葚、紫葡萄、黑枸杞也含有丰富的花青素，因此可以通过摄取这类紫黑色食物获取花青素。需要特别提醒的是，蔓越莓汁产品可能含有较多的糖，对于糖尿病患者或需要控制糖摄取量的人来说不适宜。此外，花青素的作用在于预防而非治疗，出现尿路感染时，应及时就医，避免细菌滋生引起更严重的问题。

维生素C和益生菌也很有用

维生素C是一种抗氧化剂，可以预防炎症。当免疫力低下时，可以尝试补充维生素C以帮助身体对抗炎症。每天食用2份水果和3份蔬菜就可以获得足量的维生素C。番石榴、草莓、柑橘类水果、彩椒中的维生素C含量都很高。可以尝试做水果蔬菜沙拉来快速补充维生素和膳食纤维。

此外，还有研究表明，补充益生菌也有可能降低患尿路感染的风险。酸奶、纳豆等都含有益生菌。需要注意的是，选择酸奶时最好选择无糖的。

喝足水、不憋尿，是预防尿路感染最有效的方法

目前预防尿路感染最有效的方法就是多喝水并避免憋尿。成年人每日要喝多少毫升水，可用"体重（千克）×（30 ~ 35）"来计算。喜爱喝咖啡和茶的人需要补充更多的水（咖啡因具有利尿作用）。出现大量流汗的情况时，需要再补充300 ~ 500毫升的水。

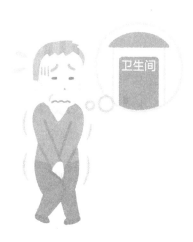

症状11 高血压
血压偏高，但身体没有感到不舒服，还需要控制血压吗

吴先生今年49岁，身高175厘米，体重85千克，体脂率28%，BMI约为27.8千克/米^2，健康检查时血压为135 / 82 mmHg，被认定为高血压高危人群。医生要求吴先生连续7天测量早晚的血压，并携带测量数据复查，让医生评估其是否患有高血压。测量结果显示吴先生连续几天的血压都超过130 / 80 mmHg，有几天的血压甚至超过140 / 90 mmHg。医生告知吴先生，如果血压继续升高，就需要进行药物治疗，建议吴先生先通过控制饮食、增加运动来控制血压。吴先生没有高血压家族病史，自觉身体状况良好，认为随着年龄增加，血压上升是一种正常现象，因此对于服用降压药非常排斥，希望能够通过控制饮食、增加运动来控制血压。

吴先生才49岁，但血压已经超过正常标准（血压标准详见下页表格）。如果日常不控制血压，随着年龄增长，血管老化可能会使血压进一步升高。即使现在没有症状，仍会对健康构成隐患。医生提出的药物治疗是最有效和快速的降血压方法，因此在必要时应遵照医嘱使用药物。目前最推荐的非药物治疗

法是控制盐分摄取、减少高饱和脂肪酸食物的摄取、减轻体重、规律运动。需要注意的是，这些做法需要长期且耐心地执行，搭配药物治疗才能有显著效果。

高血压标准

	收缩压	舒张压
血压正常值	<120 mmHg	<80 mmHg
高血压	≥140 mmHg	≥90 mmHg

* 如果收缩压介于120～139 mmHg，舒张压介于80～89 mmHg，则需要长期观察血压是否逐渐升高，每3～6个月到医院检查，同时控制饮食、注意作息。

了解吴先生的饮食习惯与作息习惯后，又发现他近5年来体脂率与体重逐渐增加：体脂率大约增加了8%，体重则增加了10千克。接着，他的血压就开始不受控制。因此，建议吴先生先控制体重。建议吴先生将体脂率控制在25%以下，将体重控制在75千克以下，这对稳定血压有一定帮助。

平时，吴先生多在外就餐，膳食纤维摄取不足。建议多摄取蔬菜等富含膳食纤维的食物，这对控制血压有益。摄取富含膳食纤维的食物可增加饱腹感，帮助抑制食欲，从而有助于控制体重。建议吴先生每天至少吃3份蔬菜以获取足量的膳食纤维。在外就餐时，如果吃不到足量的蔬菜，可以去便利店或超市选购蔬菜沙拉（酱料最好减半），这是外食族增加蔬菜摄取的好办法。

对于外食族来说，盐分摄取通常较多，当血压越来越高时，为了有效控制血压，应避免摄取重口味食物。建议每日食盐摄取量不超过5克。如果仔细观察食品标签，就会发现加工食品的钠含量很容易超标，需要控制血压的人应该学会阅读食品标签，有意识地控制钠的摄取，养成饮食清淡的习惯，并减少加工食品的摄取。否则，随着年龄增长和味觉退化，可能会越来越喜爱重口味食物，想要改掉这种不良的饮食习惯会更加困难。

得舒饮食（DASH饮食）对于调控血压有很好的效果

研究显示，控制饮食是预防高血压的重要步骤。美国国立卫生研究院提出的高血压饮食指南"得舒饮食"，对于调控血压有很好的效果。得舒饮食的原理是通过补充富含钾、镁、钙等矿物质的食物来协助调控血压，通过摄取高膳食纤维与低饱和脂肪酸的食物来预防动脉硬化。得舒饮食是一种全方位的饮食方法，搭配减钠、节制饮酒、适当运动等措施，不但可降低患心血管疾病的风险，还有利于骨质健康。

特别提醒，有肾脏病史的高血压患者，可能因血中磷、钾值太高而不适合采用得舒饮食，如果有慢性肾病疑虑，需询问医生或营养师，再调整饮食。

得舒饮食6大类食物挑选重点

1 全谷杂粮类

可以选择高钾的全谷杂粮类，用其替代白米饭。山药、南瓜、荸荠、土豆、莲藕、芋头、红薯等食物中的钾含量较高，食用这些食物可以获得丰富的膳食纤维、钾、维生素C等，对健康有益。

2 豆鱼蛋肉类

大豆制品如豆腐、豆腐干、豆浆，不仅富含钙，还富含钾。可以选择鸡肉、鱼肉等高蛋白低脂肪的白肉类，尽量少选择高脂肪的红肉类，避免选择内脏、肥肉、动物皮，以降低过氧化脂质在血管内堆积的概率。

3 蔬菜类

每日应摄取5份蔬菜，多选择高钾蔬菜，苋菜、菠菜、空心菜、芹菜、红薯叶、菇类、胡萝卜、竹笋等都是不错的选择。可以将这些高钾蔬菜做成蔬菜奶昔饮用，有助于控制血压。

4 水果类

每日摄取5份水果，每份水果大小约为一个女性的拳头，多选择高钾水果，香蕉、哈密瓜、小番茄、草莓、猕猴桃等都是不错的选择。特别提醒，得舒饮食的水果摄取量较多，比一般水果建议摄取量（2~3份）多了不少，因此糖尿病患者不适合采用得舒饮食。

5 油脂类

摄取过多饱和脂肪酸会使内生性胆固醇增高，促进动脉硬化，造成血管伤害，并加速高血压的形成。因此，建议在烹调时多选用植物油，减少饱和脂肪酸的摄取，橄榄油、葵花子油、芥花油、香油等都是不错的选择，还应减少油炸食物的摄取。在外就餐时，可以选择清蒸、凉拌、炖煮的菜，清蒸鱼、凉拌木耳、海带豆腐汤等都是不错的选择。此外，还应适当补充坚果。坚果含有丰富的矿物质，如镁、钾、钙等，同时也富含不饱和脂肪酸。每日食用一掌心坚果即可满足需求，可以在三餐时食用，也可作为加餐食用。建议选择无调味且低温烘焙的坚果。

6 乳制品

每日摄取2~3份低脂或脱脂乳制品，可以补充钙和优质蛋白质。低脂鲜奶、酸奶、奶酪等都是不错的选择。此外，也可以把乳制品加入食物中，例如使用低脂鲜奶来煮玉米浓汤，或者使用低脂奶酪丝来做焗饭。

症状12 糖尿病
戒了甜食，健康检查还是发现血糖高

42岁的王先生身高176厘米，体重74千克，BMI约为23.9千克/米^2，体重在标准范围内。然而，他的体脂率为26%，已经超过标准，被归为"肥胖"。今年健康检查时，他的糖化血红蛋白（HbA$_{1C}$）为5.8%，空腹血糖为5.0 mmol/L（毫摩/升）。他原本以为空腹血糖在正常范围内就不用担心，但医生提醒，正常的糖化血红蛋白范围是4.0%~5.6%，糖化血红蛋白在5.6%~6.5%这一范围属于糖尿病前期，糖化血红蛋白超过6.5%则为糖尿病。王先生的糖化血红蛋白数值为5.8%，属于糖尿病前期，如果他再不控制饮食，将来可能会有罹患糖尿病的风险。

王先生有糖尿病的家族病史，其母亲曾经因血糖控制不良而截掉了左脚大拇指。王先生很担心自己也会得糖尿病，所以在40岁以后完全不吃甜食，饮食也尽量清淡，不吃米饭或面食。有时候他还会在半夜饿醒。此外，他每周都规律运动，但没想到仍然无法避免糖尿病的威胁。他感到很沮丧，也不知道接下来自己还能做些什么。难道还要吃得更少些吗？

许多人在控制血糖时，会选择"不吃"这一解决办法，例如不吃米饭、不吃甜食、不吃肉等，以为只要不吃这些东西就能控制血糖。其实，控制血糖不是"不吃"，而是"找出问题所在"，并"明确合适的进食量"，这样的健康饮食方法才能持续执行。

虽然王先生的空腹血糖值是正常的（参照下表），但其糖化血红蛋白（反映一段时间内的血糖平均值）并不在正常范围内，可能是他的餐后血糖值偏高，因此猜测他虽然已经不吃米饭或面食，但可能摄取了其他淀粉类，必须分析其饮食才能找出问题所在。

血糖标准   血糖值单位：mmol/L

	正常	糖尿病前期	糖尿病
空腹血糖值	3.9~6.1	6.1~7.0（含6.1）	≥7.0
餐后2小时血糖值	≤7.8	7.8~11.1	≥11.1
糖化血红蛋白	4.0%~5.6%	5.6%~6.5%（含5.6%）	≥6.5%

询问王先生的饮食习惯时，他表示自己不碰甜点、面包和饮料。平时他早餐吃2个肉包子，并搭配无糖黑咖啡。午餐虽然在外就餐，但他尽量只吃肉类和蔬菜，例如有时只喝牛肉汤、吃烫青菜，或吃10个水饺，加一碗酸辣汤。他晚餐会吃太太煮的食物，这些食物少油少盐，他会多吃一点。他偶尔会吃

一些杂粮饭，但通常只吃蔬菜和肉。饭后他会吃水果，他特别爱吃水果。他最爱吃番石榴和小番茄，听说这些水果可以多吃，他一次可以吃一个番石榴再加一大盘小番茄。

其实王先生已经有意识地控制淀粉类食物的摄取，但忽略了包子、水饺这类食物的面皮部分也属于淀粉类，而且酸辣汤常使用淀粉勾芡。通常吃这样的一餐，淀粉的摄取量并不一定比吃米饭或面条少。此外，这种肉馅类食物的肉通常肥瘦参半，饱和脂肪酸含量特别高，不利于心血管健康。相较之下，半碗米饭搭配两份蔬菜，再加一份清蒸鱼、凉拌豆腐、卤鸡腿等低脂、高蛋白的食物更好，这样的一餐营养均衡又少油，对血管健康也有好处。因此，米饭类不是不能吃，只是要控制量。当然，高营养的杂粮饭比白米饭更好。

王先生的另一个问题是：他吃水果吃得太多了。根据计算，他饭后吃3～4份水果，相当于摄取45～60克的糖类，等同于吃了3/4～1碗的米饭。因此，即使他不吃米饭，饭后血糖仍会飙升。我建议他将水果分散到餐与餐中间食用，例如在午餐与晚餐中间吃水果，且一次吃的水果量不能太多。此外，除了番石榴和小番茄，他还可以吃其他水果。例如，饭后吃半碗水果（女性拳头大小）即可，这样摄取的糖类在15克左右。这样安排，他每天仍然可以吃到3份水果，只是将摄取的糖类分散，这样饭后血糖就不会飙升了。

养成"有效运动"的习惯

王先生最常做的运动是到学校操场快走，大约一周会去2次，每次快走1小时，但如果刮风下雨或天气太热，他就不出门运动了，所以算起来一个月只能运动4～8次。其实，这样的运动频率和强度，严格说起来还没有达到"有效运动"的程度。根据世界卫生组织的建议，每周的运动频率应达到5次，每周应运动150分钟以上，且至少要有心跳加速和呼吸急促（喘）的感觉，才能达到一般成人标准的运动量。

因此，我建议王先生每周运动5次，每次运动30分钟。快走、慢跑、骑自行车都是不错的选择。如果没有时间外出运动或天气不好无法出门，也可以在家做抗阻运动或伸展操。让自己养成每天运动30分钟的习惯，才能降低体脂率并增加肌肉，有效代谢血糖，远离糖尿病。

对于某些上班族来说，可能无法每天都抽出完整的30分钟来运动，有些体力较差的长者也无法持续运动太长时间。此时可将一天的运动时间分成2～3段，将日常零散的时间凑起来，满30分钟即可。例如原本坐电梯上楼，改成爬楼梯上楼；通勤时提早一站下车，步行至单位；午休时间站起来做10分钟的伸展运动；出门买菜时可以绕路多走一会儿。利用零散时间运动，也可以克服因刮风下雨等气候因素不愿运动的怠惰情绪。

王先生今年才42岁，深知自己的健康才是家人的幸福，因此很努力地改变错误的饮食习惯，增加运动频率。他减少水果的摄取量，一天只少量地吃2次水果，增加蔬菜的摄取量，并且选择低脂、高蛋白的豆鱼肉蛋类，早餐也不再吃包子，而是选择麦片、水煮蛋与黑咖啡。在运动方面，除了去操场慢跑，他每周还会去健身房使用一次重训器材，尽量达成一周运动5次的目标。当我再次见到他时，他拿着达标的糖化血红蛋白检查单给我看，并且告诉我他的体脂率已下降至23%，成效非常好。

　　有糖尿病家族病史的人，罹患糖尿病的概率比一般人高，40岁以上人群与肥胖者需要特别注意。生活压力过大，也会让人体无法有效利用胰岛素。定期做健康检查、保持愉快的心情、养成良好的饮食习惯、正常作息、规律运动，才能避免糖尿病找上门。

症状13 经前

经前期综合征严重，抑郁、焦虑都来了

丘女士是一位35岁的已婚女性，身高158厘米，体重60千克，其BMI约为24千克/米^2。她育有两个子女。丘女士经常有非经期出血的情况，最近月经结束两周后又出现了出血的情况，因此她前往妇产科进行检查。经过检查，医生发现丘女士的内分泌正常、子宫与卵巢的功能和结构也正常，并未发现肿瘤迹象，因此医生将她的出血诊断为排卵性出血。此种出血通常是由排卵造成激素波动而导致子宫内膜剥落所致，出血一般会在1～3天内停止，不需要进行其他治疗。

丘女士经前期的症状较为严重，主要表现为情绪不稳定，例如易怒、抑郁等，她白天感到疲惫，晚上却难以入睡。当孩子吵闹或工作压力大时，丘女士会把自己关在房间里不出门，避免与人交谈，这不仅影响了她的家庭关系，也对她的其他人际关系产生了负面影响。此外，最近她还出现了入睡困难、半夜易醒的情况。

医生建议丘女士前往心身科进行进一步治疗，并调整饮食和作息。丘女士也想了解是否可以通过饮食来改善自己的经前期综合征，减少药物的使用。

经前期综合征常见的症状有皮肤差、易长痘、胸部胀痛、头痛、焦虑、易怒等，还容易受水肿、免疫力下降等困扰。丘女士的经前期综合征较严重，甚至出现了睡眠障碍，需要心身科进一步评估与治疗，必要时需要进行激素治疗，或服用抗抑郁或抗焦虑药物。大部分女性的经前期综合征属于轻、中度，通过调整生活状态、放松心情、调整饮食即可减轻症状。

造成经前期综合征的原因众多，推测与黄体素和雌激素变化有关。研究指出，黄体素可以改善睡眠，而患有经前期综合征的女性，体内的黄体素在经期前会大幅下降，因此容易在经期前出现睡眠质量不好的情况。另外，营养素摄取不均衡、血清素不足等也会加重经前期综合征的症状。

经前期综合征的饮食重点

有研究指出，高油、高糖、高盐的饮食容易加重经前期综合征的症状，因此建议平时养成清淡饮食的习惯，在经期前一周尽量保持规律作息。

丘女士生活压力大，常常通过喝咖啡、吃甜食来缓解压力。她的体重也因为过量吃甜食而日渐增加，变胖后，她更加抑郁了。因此，我建议她食用低糖、低热量的点心，例如将甜食换成水果类、果干、坚果，或选择含有坚果的点心，控制含咖啡因饮料的摄取量。这样做之后，她的体重逐渐下降。不再过量食用甜食、养成规律运动习惯、调整心态后，丘女士的经前期综合征症状逐渐改善，尤其睡眠情况改善后，她的情绪不再失控，家庭关系逐渐恢复正常。

其实经前期综合征有轻度、中度、重度之分，因此许多人不知道自己有经前期综合征，有的人知道经期前情绪会受到影响，便认为这种不舒服的感受是正常的。但如果症状已经影响健康，甚至影响工作或造成家庭关系不和谐，一定要好好正视这个问题，并从生活与饮食入手做出改变。如果调整生活状态与饮食后，仍深受经前期综合征的困扰，可以排查是否缺乏以下营养素。

1 镁

研究指出，缺乏镁的经前期综合征患者可能会出现头痛、易紧张、情绪暴躁等症状，摄取富含镁的食物有助于缓解症状。例如，红薯含有丰富的镁、B族维生素和膳食纤维，可以促进正常代谢。早餐可以选择一个红薯，加一杯豆浆。零食可以选择含镁的黑巧克力。镁可以稳定情绪，帮助调节雌激素分泌，刺激内啡肽分泌，让心情变得愉悦。但要注意选择可可含量达70%以上的黑巧克力，以避免糖分摄取过多而导致肥胖。

2 维生素B$_6$

研究指出，每天补充高剂量维生素B$_6$（100毫克），可协助缓解经前期综合征的症状，例如头痛、情绪焦虑等。鸡肉、猪肉、全谷类、深绿色蔬菜、香蕉、木瓜等食物含有维生素B$_6$。可以用糙米饭、五谷饭或燕麦饭取代白米饭，每餐摄取一份绿色蔬菜，饭后再吃一份水果，这样不仅能增加膳食纤维的摄取量，还能增加B族维生素的摄取量。

3 钙

缺钙时，除了腿经常抽筋，还会出现抑郁、睡眠质量下降等症状。有临床试验显示，连续3个月每天给女性补充1000～1200毫克的钙，能使经前期综合征的症状减少约30%，并可显著改善情绪波动与腿抽筋。牛奶是补钙的好选择，芝麻的含钙量也很高，可以用芝麻粉加牛奶做成芝麻牛奶，快速补充钙与蛋白质。豆腐等大豆制品的含钙量也不少，是素食者不可或缺的补钙食物，传统豆腐的含钙量高于盒装嫩豆腐。大豆制品也含有植物性蛋白质与镁，不能喝牛奶者可从大豆制品中获取钙。杏仁的含钙量很高，且杏仁含有维生素B$_2$、维生素E与镁，而素食者容易缺乏维生素B$_2$，因此建议常吃素食的人适量摄取杏仁，以均衡摄取营养素。

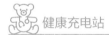

4 ω-3脂肪酸

研究显示，ω-3脂肪酸可改善经前期综合征症状并具有抗炎作用。ω-3脂肪酸可从黄花鱼、秋刀鱼、三文鱼等鱼类中摄取，也可从坚果、亚麻籽等植物性食物中摄取。如果在经期特别想吃甜食，可以选择含镁量高的坚果，这样不仅能增加镁、维生素E、ω-3脂肪酸的摄取，还能减少糖类的摄取。另外，坚果中的维生素E除了具有抗氧化功能，还能调节激素分泌，有助于改善经前期胸部肿胀的情况。

特别提醒，容易水肿的人要避免摄取过多高油、高盐的食物。经期前后受激素的影响，人容易水肿，因此建议控制盐分摄取，并多喝水，以加速水分代谢。

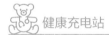 健康充电站

让人拥有好心情的营养素

对于那些生活忙碌、工作压力大、没有运动习惯的人来说，长期低活动量会导致身体和精神状态不佳，同时也容易让心情变得郁闷。如果你感到提不起精神或心情不佳，站起来活动一下吧！每天增加10～30分钟的运动时间，活动活动肌肉，再摄取健康的食物，就不容易疲劳虚弱，还能让气色变好、心情愉悦。

研究指出，某些激素会让人心情愉悦。例如当多巴胺分泌正常时，人会感到快乐，精神也会很好。而血清素是与情绪有关的一

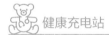

种神经递质，血清素分泌不足时，可能会出现精神症状，例如易怒、焦虑、沮丧等，甚至可能出现慢性疼痛等情况。在饮食中增加以下4种营养素，可以提高人体血清素和多巴胺的含量，帮助舒缓情绪。

1. 酪氨酸

酪氨酸是合成多巴胺的主要原料，摄取富含酪氨酸的食物能够帮助维持脑内多巴胺的正常含量。乳制品、大豆制品、鱼类、杏仁和芝麻都富含酪氨酸。此外，应该减少饱和脂肪酸的摄取，因为高脂肪的饮食会破坏多巴胺的合成。限制饱和脂肪酸的摄取可以帮助维持多巴胺的正常含量，例如应该少吃蛋糕等高油脂甜点。

2. 色氨酸

色氨酸是血清素的前体物质，可以从乳制品、大豆制品、坚果类、肉类等食物中摄取。

3. ω-3脂肪酸

ω-3脂肪酸能够调节血清素分泌，提高脑神经功能，增强专注力、记忆力和情绪控制能力。深海鱼类、亚麻籽油、核桃等食物富含ω-3脂肪酸。

4. 维生素B_6

维生素B_6对于维持多巴胺水平非常重要。鱼类、大豆制品、香蕉、芒果、深绿色蔬菜、核桃、腰果、荞麦等都含有维生素B_6。

乳制品、大豆制品、鱼类、坚果类是同时富含酪氨酸、色氨酸和维生素B_6的食物。此外，深海鱼类和核桃还富含ω-3脂肪酸。这些食物的营养价值很高，建议平时有意识地摄取。

在日常生活中该如何做

① 以全谷杂粮类作为糖类来源，摄取充足的维生素与热量，例如用杂粮饭或红薯取代白米饭。

② 以鱼类、大豆制品作为蛋白质来源，摄取丰富的酪氨酸与色氨酸。例如，可以尝试清蒸鲈鱼豆腐、三文鱼豆腐味噌汤等。

③ 每天都应该摄取绿色蔬菜和五彩水果，以补充维生素B_6和膳食纤维。例如，可以在每一餐有盘绿色蔬菜，并在饭后吃香蕉、芒果等水果。

④ 每天可以食用一掌心坚果，以获取酪氨酸、色氨酸和不饱和脂肪酸。最好选择低温烘焙、无添加的坚果。除了可以直接食用，坚果也可以与新鲜蔬果打成汁。早晨喝一杯加了坚果的蔬果汁，既方便又营养。

⑤ 养成规律运动的习惯。运动可促进多巴胺分泌，练瑜伽、慢跑、骑自行车等都是不错的选择。

⑥ 维持充足睡眠能让内分泌正常，使生活充满活力。

让我们一起追求生理与心理都健康的生活形态吧！

症状14 更年期
女性更年期调理

林女士今年49岁，是一名事业有成的行政经理。一年前，她开始感到身体和情绪上的变化，这些变化让她感到困惑和不舒服。例如她常常突然觉得身体无缘由地燥热，甚至心悸，有时候会在夜间热醒、汗流全身，而且睡眠质量下降，难以熟睡。除了月经紊乱，她的月经量也大幅减少。林女士还发现自己时而情绪高涨，时而情绪低落。在工作压力增加时，她备感焦虑和不安。

由于持续一年的症状已经影响生活与工作，她便与医生讨论了激素补充疗法，想以此缓解潮热、潮红和其他更年期症状。她也给自己安排了更多的休息时间，并学习深呼吸、冥想等，以此来减轻压力。在饮食方面，她原本爱吃重口味食物，由于血压升高、胸闷、心悸状况出现，她开始改变饮食习惯，饮食变得清淡。她还通过增加运动来改善身体状态。经过半年的调适，林女士的精神状态和健康状况都变得良好。

　　林女士的案例展现了更年期可能出现的多种生理和情绪症状，但每个女性的更年期症状都是独特的，面对更年期时，最重要的是"聆听"自己的身体，寻求适当的帮助，并找到最适合自己的应对策略。

　　我建议林女士减少咖啡因和辛辣食物的摄取，以减少潮热和睡眠问题的发生，并且规律运动，以改善睡眠和情绪波动。在饮食中，还应增加健康食物的摄取，并减少加工食品的摄取。

　　更年期是女性生理上的一个重要阶段，通常在45～55岁时出现，实际上更年期的时间因人而异。更年期标志着女性生殖系统的衰退，卵巢停止排卵和分泌雌激素，最终导致月经终止。更年期是一个自然的生理过程，但恼人的是它伴随着一系列身体和情绪上的变化，而且每个人症状轻重都不太一样。

更年期的症状

1 月经周期紊乱

　　更年期女性会出现经期延长、经期缩短、月经量减少等症状，激素分泌低到某种程度后，生理周期会完全消失。月经超过1年以上没有来，才算停经。

2 潮热、盗汗

更年期女性可能会突然感到体温升高，全身皮肤灼热，伴随着出汗。夜间潮热、盗汗会让人从睡梦中惊醒，影响睡眠。

3 情绪变化

更年期可能出现情绪波动，如突然焦虑、沮丧、易怒等。有的人会感到生活失去重心，对任何事都提不起兴趣。

4 皮肤干燥、乳房不适

更年期女性皮肤光泽度降低，出现更多皱纹或斑点，口腔干燥，乳房萎缩、松弛。

5 性欲减退

部分女性可能在更年期时经历性欲减退。

6 泌尿系统问题

更年期女性可能会出现尿道发炎、尿频、尿失禁等情况。

7 骨质疏松症

更年期女性体内雌激素减少，骨质流失和骨折的风险增加。

遇上严重的更年期症状时，不用刻意对家人隐瞒，或不好意思去看医生，我们应该像林女士一样寻求医生的帮助。医生会根据具体的症状，有针对性地给出建议，如调整生活方式或使用激素补充疗法等，当然，并非每个人都需要使用激素补充疗法。

饮食方面的注意事项

1 钙和维生素D

女性停经后，由于体内雌激素大量减少，骨质流失的速度会加快。而钙和维生素D对于骨骼健康至关重要。摄取足量的钙和维生素D有助于降低骨质流失的风险。建议每日喝两杯牛奶获取钙，每日晒太阳15分钟获取维生素D。

2 蛋白质

适量摄取蛋白质有助于维持肌肉质量和正常代谢。大豆制品、鱼类是蛋白质的良好来源。减少红肉的摄取，可降低罹患心血管疾病的风险。

3 含膳食纤维的蔬果

研究显示，糖尿病、高血压、血脂异常、心脏病等对停经后的女性更具威胁性。而摄取富含膳食纤维的蔬果有助于保护心血管，并维持消化道健康，缓解便秘等问题。

4 水

适量饮水对于预防尿路感染有正面效果。每日应摄取足量的水。如果有潮热、盗汗的症状，应再补充一些水分。如果担心尿失禁或夜间尿频，应避免在短时间内大量饮水。尤其在睡前，应避免摄取有利尿效果的食物（如西瓜）。

5 咖啡因和辛辣食物

限制咖啡因和辛辣食物的摄取，有助于减少潮热和睡眠问题的发生。

总之，更年期是女性生命中的一个自然阶段，虽然可能伴随着一些不适症状，但通过寻求医生的帮助、调整生活方式、调整饮食等，可以缓解症状并维持整体健康。如果有任何疑虑，建议咨询医生。

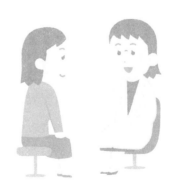

症状15 植物神经
感觉浑身有毛病，但找不出原因

我在30岁时，生下了第一个宝宝，成了新手妈妈。当时我正处于创业初期，工作繁重且压力大，即使生了宝宝也不敢休息太久，坐完月子后马上开始了一边在家工作、一边照顾宝宝的生活。

巨大的工作压力让我的睡眠很不好，例如我常常隐约地听到电话铃响而惊醒，醒来后却发现电话并没有响，但睡眠一旦中断就再也睡不着了。半夜我也会被宝宝吵醒，加上需要起来喂奶，我无法好好睡觉。早上起床后要工作又要照顾宝宝，我感觉每天都很疲劳。这种紧绷状态持续几个月后，我变得暴躁易怒，且始终处于抑郁的状态，全身肌肉还会无缘无故地酸痛，头痛也经常出现。我总是乱发脾气，这也影响了家庭和睦。

其实，当时的我已罹患了植物神经紊乱却不自知，我想要24小时照顾孩子，又想拥有自己的事业，结果把自己累坏了。既想照顾好孩子又想拥有事业的"执着"造成我心理与生理的不适，进而引起植物神经紊乱。

后来我翻阅了一些书籍，也询问了心身科医生的意见，发现自己的症状还算轻微，且发现得较早，心理与生理受到的伤害并不大，不需要使用药物治疗，只需改善生活方式即可。后来，我舍弃了一些"执念"，并学会控制情绪，加上健康饮食与规律运动，身体上无缘无故的疼痛消失了。

别让紧张的生活影响你的健康

或许很多人跟我一样，也因生活压力过大引起植物神经紊乱，一开始可能只是觉得容易疲劳、常常感冒或失眠，但如果长期忽略身体与心理的症状，很可能引发其他疾病。

植物神经是身体的自动控制中心

什么是植物神经？植物神经是指无法用人的意识控制的神经。体温、心跳快慢、呼吸、血液循环等都受植物神经调控，例如在睡眠期间我们仍持续呼吸，这就是植物神经的功劳。

植物神经遍布血管、内脏，分为交感神经和副交感神经两种，交感神经与副交感神经的作用刚好相反。当交感神经支配身体时，身体就处于活跃的状态（例如心跳加快）；当副交感神经支配身体时，身体就处于放松的状态（例如心跳变慢）。

一般晚上睡眠时，副交感神经会比较活跃，身体会得到放松和休息。

交感神经与副交感神经应处于平衡状态，一旦植物神经紊乱，人就可能莫名其妙地发热、心跳速率不定、便秘、腹泻、内分泌失调等。这也就是为什么植物神经紊乱的人总是找不到病因，身体时好时坏，无法对症下药。

女性因激素水平变化大，容易出现植物神经紊乱的问题

女性来月经、怀孕、生产、进入更年期、停经，雌激素水平都会发生变化，使植物神经容易受到干扰，所以女性容易出现植物神经紊乱的问题。当然男性也会有生活压力，如果压力长时间没有缓解，也会出现睡眠障碍、免疫力下降、性功能障碍等问题。除了寻求医生的帮助，我们也要学会调整生活方式、转变心态，植物神经紊乱将得到缓解。

如何提高副交感神经功能

日本研究植物神经的权威——小林弘幸医师在《"放弃"才能健康》一书中提到，平时处于极大生活压力下的我们，交感神经往往居于优势地位，为了不让交感神经长时间处于优势地位，唯一方式就是想办法提高副交感神经功能。

年轻时，副交感神经功能强大，就算变化所带来的压力让植物神经瞬间紊乱，副交感神经也会立刻弥补，进而调节植物

神经。但30岁后，副交感神经功能下降，往往呈现交感神经较活跃的状态，这也是年纪大的人反应能力下降、无法妥善应对紧急状况、不愿意尝试新事物的原因。

小林弘幸医师在书中提到几个提高副交感神经功能的方法，以下是我整理的重点内容。

1 笑一笑，副交感神经功能就会提高

生气或不安时，副交感神经功能会下降，而一个小小的动作——笑就可以提高副交感神经功能。

2 深呼吸具有瞬间改变身体状态的力量

当我们感受到极大的压力或愤怒时，呼吸容易变得又浅又快；当我们感到安心时，呼吸是缓慢且深长的。紧张时只要做做深呼吸，心情便可稳定下来，这是因为深呼吸时体内吸入大量氧气，使末梢血管血流量增加，血液循环好，肌肉就会放松，整个身体就放松了。

3 睡眠不足会让副交感神经功能降低

熬夜会让交感神经居于优势地位，副交感神经功能无法充分提高，因此要尽量避免熬夜或睡眠不足。

4 促进肠胃蠕动，解决便秘问题

植物神经紊乱的人肠胃功能较差，肠胃蠕动不良，因此经常便秘、腹胀、感到疲劳，精神上多半也处于焦躁的状态，情况严重时，人可能会觉得痛苦，睡眠也会受到影响。当我们处于焦躁的状态时，肠胃很难正常蠕动，如果因严重便秘导致心情更焦躁，那肠胃更难正常蠕动了。在放松的状态下如用餐后或就寝前，副交感神经较活跃，肠胃蠕动会比较正常。也就是说，副交感神经功能提高时，肠胃也会开始正常蠕动。

5 不胡思乱想，呼吸就会变得缓慢

我们会因为事情无法顺利发展而感到焦躁。其实只要不胡思乱想，不安的情绪就会平静下来。如果总是想"如果没做好怎么办""万一失败了怎么办"，会给自己太多压力。从那一刻起，呼吸就开始变得急促。所以我们应该避免胡思乱想，保持情绪稳定，做做深呼吸，让血液循环变好，副交感神经功能便会提升。

6 紧张的时候把注意力转移到别的地方

当我们紧张到全身僵硬时，交感神经往往居于优势地位，因此我们再怎么提醒自己要镇定，身体还是不听使唤。其实，把注意力转移到别的地方就能缓解紧张情绪，例如仔细观察时

钟的形状，仰起头看天空或感受天气变化，或用3～4秒的时间用鼻子慢慢吸气，再用6～8秒的时间嘟起嘴慢慢地吐气。

均衡饮食，预防植物神经紊乱

植物神经紊乱者的症状都不太相同，例如生理上的表现可能是腹泻、便秘、过敏、经期异常等，心理上的表现可能是焦虑、抑郁等。症状不同，饮食要点也会有所不同，但都要做到均衡饮食，多吃含抗氧化植物化学物的蔬果，帮助维持身体功能的平衡。

另外，需要特别注意以下4点。

① 避免过量摄取高糖、高油的加工食品，以免导致血糖波动和炎症反应，食物种类以原形食物为主较佳。

② 有心悸症状者应减少咖啡因的摄取，避免刺激交感神经，每日咖啡因摄取量不要超过300毫克。有睡眠障碍者，午后不要摄取含咖啡因的食物或饮品，如咖啡、可乐、巧克力等。

③ 有肠道症状者，饮食应清淡，多摄取含膳食纤维的食物，也可补充含益生菌的食物如酸奶等，调节肠道功能。

④ 有抑郁、沮丧、焦躁等情绪时，可适当摄取含钙食物（如乳制品）、富含B族维生素的食物（如谷物），及富含ω-3脂肪酸的食物（如鱼油、坚果），以调节血清素与多巴胺的量。

当然，要明白，饮食不是药，不是吃了就见效，良好的饮食习惯需要长时间慢慢养成。

寻找可以让自己减压的活动

现代人常常身兼数职，想要打拼事业冲业绩，又想维持良好的亲子关系，有时候可能还得照顾长辈，如果不懂得如何减轻压力，很容易累垮，所以一定要适时安排让自己减压的活动。例如有的人喜欢用芳香疗法缓解压力，有的人通过旅游放松心情，找同伴一起运动、自己在家泡澡、找朋友一起吃美食也都是好选择。

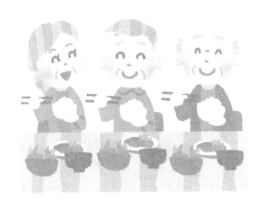

◎症状—营养与饮食调理重点速查表

　　身体出现了小毛病，就是在提醒你注意：是否有经年累月的错误饮食习惯或不良的作息习惯正侵害身体。

　　有症状出现也别害怕，要积极寻求医生的帮助。坚持均衡饮食，并有针对性地补充某些特定营养素，搭配规律运动与正常作息，维持健康的身体其实不难。

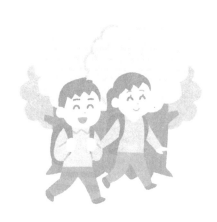

症状	营养与饮食调理重点
脑力	1. 减少饱和脂肪酸的摄取，适量摄取ω-3脂肪酸、维生素E 2. 吃原形全谷类获取B族维生素，维持神经系统健康 3. 每日吃蔬果摄取维生素C与植物多酚，提升抗氧化能力 4. 摄取适量含胆碱的食物，帮助合成乙酰胆碱，维持大脑健康
肌力	1. 摄取优质蛋白质，大豆制品、蛋类、鱼类、乳制品都是好选择 2. 搭配有效负重训练，帮助肌肉合成
头发	1. 摄取足量蛋白质与锌，帮助毛发生长 2. 缺铁者易脱发，要补充含铁食物 3. 摄取B族维生素、维生素C保养头皮，减少脱发
皮肤	1. 维生素E与维生素C抗氧化功能好，可增强皮肤抵抗力 2. 维生素A可减少氧化伤害，并促进皮肤修复 3. 膳食纤维维持肠道健康，帮助代谢废物 4. 蛋白质是构成皮肤的成分，维持皮肤的健康与弹性 5. 优质脂肪如ω-3脂肪酸可保养皮肤，帮助皮肤保湿
视力	1. 叶黄素与玉米黄素可吸收强光，避免视网膜受损 2. 维生素A与花青素可维持暗视力 3. DHA有助于舒缓眼睛干涩 4. 维生素E与维生素C抗氧化功能好，延缓眼睛老化
牙齿	1. 胶原蛋白是构成牙龈组织的成分，缺乏维生素C时牙龈易发炎肿胀 2. 摄取ω-3脂肪酸、维生素B_2、烟酸对于缓解牙龈炎有帮助
骨骼	1. 除了摄取钙，每天晒太阳15分钟可获取维生素D，帮助钙的吸收 2. 维生素K可使钙沉积在骨骼中，减少钙流失 3. 含维生素C的食物与含钙的食物一起吃可帮助钙的吸收

症状	营养与饮食调理重点
呼吸系统	1. 维生素A维持上皮细胞完整，保护黏膜 2. 维生素C、维生素E、有机硫化合物为抗氧化剂，可清除自由基 3. 维生素D调节免疫系统 4. ω-3脂肪酸抑制炎症反应
消化系统	1. 黏蛋白、维生素U、锌可保护胃黏膜 2. 软质食物中的蛋白质易消化吸收，减轻胃的负担 3. 亚油酸促进伤口修复，抑制胃酸分泌
泌尿系统	1. 多喝水可帮助细菌排出体外，有效预防尿路感染 2. 维生素C是抗氧化剂，可预防炎症反应 3. 益生菌可降低尿路感染发生风险
高血压	1. 用高钾的全谷类替代白米饭，可增加维生素与膳食纤维的摄取 2. 选择低脂高蛋白的豆鱼蛋肉类，避免摄取过多饱和脂肪酸 3. 每日摄取5份高钾蔬菜与5份高钾水果，帮助控制血压 4. 烹调时多选用植物油，减少饱和脂肪酸的摄取，以维持血管健康 5. 每日摄取2~3份乳制品，补充钙与蛋白质
糖尿病	1. 执行控糖饮食，减少每餐糖类摄取量，避免饭后血糖飙升 2. 控制每次进食的水果量 3. 有效运动，增加肌肉量，促进糖代谢 4. 体重过重者一定要减肥
经前	1. 缺乏镁的人容易出现头痛、易紧张等经前期综合征症状 2. 补充维生素B_6可缓解经前期综合征 3. 缺钙时容易出现腿抽筋、抑郁等症状 4. ω-3脂肪酸有抗炎作用，可缓解不适感
更年期	1. 更年期很容易出现钙流失，需补充钙并每天晒太阳15分钟获取维生素D 2. 适量摄取蛋白质有助于维持肌肉量和正常代谢 3. 摄取含膳食纤维的蔬果有助于保护心血管 4. 摄取足量的水可预防更年期尿路感染
植物神经	1. 坚持均衡饮食 2. 多吃含抗氧化维生素与植物化学物的蔬果 3. 养成运动习惯，维持身体健康 4. 学会放松，管理好情绪，以维持身心健康

×

第三部分

14天餐单、食谱与饮食建议

控糖纤体

养颜美肌

养生抗压

外食减脂

14天 控 糖 纤 体

照着吃，维持好体形

现在很流行减糖饮食，或者不摄取碳水化合物的减肥方法，但碳水化合物可快速提供人体所需热量，是很重要的营养素。当身体缺乏碳水化合物时，人体会分解蛋白质作为热量来源，蛋白质就无法用来促进生长发育、制造免疫因子、修复受损组织、生成肌肉等，反而造成代谢变差，甚至危害健康。因此，减肥时并不是不摄取碳水化合物，而是要控制碳水化合物的摄取量，并摄取优质碳水化合物。这样的饮食法才是正确且能长期实践的健康饮食法。

想要通过控制碳水化合物来维持标准体重，可以先从减少甜食和含糖饮料的摄取量开始，接着减少主食中淀粉的摄取量。如果你以前一餐吃一碗米饭，现在可以改成一餐吃半碗米饭，最好将精制淀粉类（如白米饭、白面条、白面包等）改成全谷杂粮类（如燕麦、杂粮饭、红薯、南瓜、土豆等），并减少摄取量。这样既能控制热量，又能摄取全谷杂粮类食物中的营养素。此外，增加蔬菜的摄取量可以摄取更多膳食纤维，增加饱腹感，有助于减少热量摄取。通过改变饮食种类、控制分量，就能实现健康减脂。

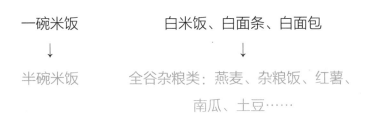

接下来提供的14天控糖纤体餐单，将常见的高热量早餐主食（如面包、糕点等）换成含膳食纤维的全谷杂粮类（如红薯、燕麦片等），午餐和晚餐的主食也以杂粮为主，每天蔬菜与水果的摄取量也足够。蛋白质主要选择优质蛋白质，大豆制品、乳制品、去皮鸡肉、鱼肉等都是良好的蛋白质来源。烹调法以蒸、煮、烫、烤、炒等少油烹调法为主。运动量不大的女性，一天的热量可设定在1300～1400千卡。如果有规律运动习惯，如跑步或重量训练等，每日可再增加150～200千卡热量，例如在运动后喝一杯500毫升的无糖豆浆（热量约160千卡），补充营养与水分，促进代谢。

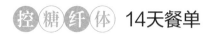 **14天餐单**

热量	早餐	午餐	晚餐
第1天	**苹果燕麦酸奶** 即食燕麦片40克 （燕麦先泡水软化） 无糖酸奶200克 苹果块130克 原味综合坚果10克 **无糖红茶** 红茶包1包 热水300毫升 （红茶包用热水泡开）	**杂粮饭80克** **西芹炒虾仁** 西芹200克 虾仁120克 蒜末少许 橄榄油1茶匙 **荷包蛋1颗** 鸡蛋1颗 橄榄油1茶匙 **蒜香圆白菜** 圆白菜200克 蒜末少许 橄榄油1茶匙	**牛蒡炖猪肉** 大白菜200克 猪瘦肉片120克 豆腐50克 香菇50克 牛蒡片100克 洋葱100克 海带（干重）10克 **小番茄190克**
1313千卡	384千卡	460千卡	469千卡
第2天	**红薯120克** **番茄200克** **原味综合坚果15克** **带荚毛豆100克** **无糖鲜奶茶** 鲜奶80克 红茶包1包 热水200毫升 （红茶包用热水泡开）	**杂粮饭80克** **熟鸡胸肉120克** **笋块炒豆干** 绿竹笋70克 豆干丁45克 胡萝卜20克 橄榄油1茶匙 **枸杞丝瓜汤** 丝瓜100克 枸杞子少许 姜丝少许	**蛤蜊意大利面** 蛤蜊（带壳重） 240克 生意大利面50克 蒜片少许 橄榄油1茶匙 **生菜沙拉** 生菜100克 苜蓿芽30克 紫甘蓝30克 胡萝卜丝10克 油醋酱10克 **猕猴桃1个**
1353千卡	433千卡	438千卡	482千卡

续表

热量	早餐	午餐	晚餐
第3天	**蔬菜蛋饼** 全麦蛋饼皮1张 圆白菜100克 鸡蛋1颗 胡椒盐少许 橄榄油1茶匙 **无糖拿铁** 鲜奶220毫升 意式浓缩咖啡 80毫升 **番石榴170克**	**杂粮饭80克** **洋葱炒猪肉** 猪瘦肉片70克 洋葱100克 酱油少许 柴鱼片少许 橄榄油1茶匙 **凉拌豆腐** 盒装豆腐1/2盒 蚝油1茶匙 葱末少许 **魔芋炒金针菇** 魔芋丝100克 金针菇100克 姜丝少许 黑胡椒少许 橄榄油1茶匙	**蒸熟南瓜100克** **清蒸鲷鱼** 鲷鱼150克 葱丝与姜丝少许 米酒1/2茶匙 蚝油1茶匙 **红烧香菇竹笋** 鲜香菇50克 竹笋100克 姜丝少许 酱油1茶匙 橄榄油1茶匙 **咖喱双花** 西蓝花100克 菜花100克 蒜末少许 咖喱粉1/2茶匙 橄榄油1茶匙
1344千卡	468千卡	451千卡	425千卡
第4天	无糖酸奶200克 水煮蛋2颗 原味综合坚果10克 葡萄100克	**烤土豆180克** **熟鸡胸肉120克** **蒜香红薯叶** 红薯叶200克 蒜末少许 橄榄油1茶匙 **小番茄190克**	**香煎猪排** 猪排120克 橄榄油1茶匙 **香煎西葫芦鸡蛋** 西葫芦200克 鸡蛋1颗 橄榄油1茶匙
1349千卡	429千卡	448千卡	472千卡

热量	早餐	午餐	晚餐
第5天	**水煮蛋1颗** **生菜沙拉** 生菜100克 苜蓿芽50克 小豆苗50克 胡麻酱10克 **无糖豆浆500毫升** **橘子1个（160克）**	**海鲜荞麦面** 生荞麦面40克 大虾70克 墨鱼40克 鲷鱼片60克 洋葱20克 小白菜100克 海带（干重）5克 **蒜香四季豆** 四季豆100克 蒜末少许 橄榄油1茶匙	**杂粮饭80克** **辣炒腰果鸡丁** 鸡胸肉70克 柿子椒20克 红彩椒20克 腰果10克 辣椒少许 橄榄油1茶匙 **番茄炒豆腐** 番茄200克 豆腐80克 葱末少许 橄榄油1茶匙 **炒空心菜** 空心菜100克 蒜末少许 橄榄油1茶匙
1310千卡	370千卡	424千卡	516千卡
第6天	**西葫芦煎蛋** 西葫芦片100克 鸡蛋2颗 橄榄油1茶匙 **原味综合坚果15克** **黑咖啡250毫升** **葡萄100克**	**杂粮饭80克** **烤黄花鱼** 黄花鱼片70克 **青椒炒肉丝** 柿子椒100克 猪瘦肉丝50克 橄榄油1茶匙 **麻油龙须菜** 龙须菜100克 姜丝少许 香油1茶匙	**海鲜炒米粉** 生米粉60克 蛤蜊5个 大虾45克 鱿鱼35克 猪瘦肉丝35克 圆白菜100克 洋葱50克 橄榄油1茶匙
1301千卡	386千卡	452千卡	463千卡

热量	早餐	午餐	晚餐
第7天	**馒头夹奶酪生菜** 杂粮馒头60克 生菜20克 奶酪片1片 **无糖拿铁** 鲜奶220克 意式浓缩咖啡80毫升 **葡萄100克**	**蒸红薯60克** **烤鲷鱼片** 鲷鱼片120克 酱油1茶匙 （腌鱼肉） 米酒1茶匙 （腌鱼肉） **番茄炒蛋** 番茄200克 鸡蛋1颗 葱末10克 橄榄油1茶匙 **蒜香红薯叶** 红薯叶100克 蒜末少许 橄榄油1茶匙	**杂粮饭80克** **彩椒肉片** 猪肉100克 彩椒120克 葱段10克 蒜末少许 橄榄油1茶匙 **炒芥蓝** 芥蓝100克 蒜末少许 橄榄油1茶匙 **冬瓜姜丝汤** 冬瓜50克 姜丝少许
1354千卡	390千卡	474千卡	490千卡
第8天	**蜂蜜银耳燕麦粥** 银耳碎100克 即食燕麦片40克 蜂蜜1茶匙 **无糖豆浆250毫升** **番石榴170克**	**蒸土豆180克** **香煎猪排** 猪排120克 橄榄油1茶匙 **柴鱼酱油拌秋葵** 烫熟秋葵140克 柴鱼酱油1/2汤匙 **白萝卜味噌汤** 白萝卜50克 味噌1茶匙 白糖1/2茶匙	**香草鸡腿意大利面** 去骨鸡腿肉100克 生意大利面50克 芦笋50克 橄榄油1茶匙 **时蔬温沙拉** 烫熟西蓝花100克 烫熟彩椒30克 烫熟海鲜菇40克 番茄180克 日式和风酱1汤匙
1387千卡	333千卡	516千卡	538千卡

续表

热量	早餐	午餐	晚餐
第9天	烤红薯100克 **水果生菜沙拉** 毛豆仁30克 生菜200克 菠萝70克 原味综合坚果10克 日式和风酱1汤匙 **鲜奶240克**	**什锦小火锅** 猪瘦肉片100克 圆白菜150克 小白菜50克 金针菇50克 大虾60克 豆腐2小块 生粉丝20克 海带（干重）10克	**香煎土豆** 土豆120克 意大利香料少许 胡椒盐少许 橄榄油1茶匙 **烤鸡腿** 鸡腿180克 （含骨重） 酱油1茶匙 孜然粉少许 **生菜沙拉** 生菜50克 胡萝卜丝20克 紫甘蓝丝40克 日式和风酱10克 柳橙1个（140克）
1372千卡	432千卡	464千卡	476千卡
第10天	全麦薄片吐司1片 （30克） **煎荷包蛋** 鸡蛋1颗 橄榄油1茶匙 **无糖豆浆500毫升** **原味综合坚果15克**	蒸南瓜120克 **豆皮炒油菜** 油菜100克 白豆皮15克 姜丝少许 橄榄油1茶匙 **凉拌皮蛋豆腐** 皮蛋1颗 嫩豆腐1/2盒 酱油膏1汤匙 苹果1个（120克）	**三文鱼时蔬味噌汤** 三文鱼150克 鲜香菇100克 白萝卜100克 胡萝卜50克 洋葱20克 海带芽（干重）10克 味噌10克 葱末10克
1315千卡	461千卡	423千卡	431千卡

热量	早餐	午餐	晚餐
第11天	**香蕉酸奶** 无糖酸奶200克 香蕉1根（120克） 葡萄干10克 原味综合坚果20克 **黑咖啡300毫升**	**杂粮饭80克** **蒜香西蓝花** 西蓝花200克 蒜末少许 橄榄油1茶匙 **三杯排骨** 猪排110克 罗勒10克 蒜片少许 姜片少许 酱油1茶匙 香油1茶匙 白糖1/2茶匙 **苹果1个（120克）**	**香烤鲈鱼南瓜** 鲈鱼300克 南瓜片50克 胡椒盐少许 意大利香料少许 **味噌蔬菜汤** 鲜香菇100克 白萝卜100克 胡萝卜50克 洋葱20克 海带芽（干重）10克 味噌10克
1325千卡	385千卡	509千卡	431千卡
第12天	**牛奶燕麦粥** 燕麦片20克 鲜奶250克 **时蔬蛋沙拉** 烫熟西蓝花100克 烫熟玉米笋100克 水煮蛋1颗 胡麻酱1汤匙（15克） **青枣1个（70克）**	**青椒牛肉炒饭** 杂粮饭70克 菜花米50克 牛肉片100克 柿子椒100克 洋葱50克 蒜末少许 橄榄油1茶匙	**杂粮饭80克** **柠香烤鲷鱼** 鲷鱼片150克 柠檬汁少许 胡椒盐少许 **蒜香圆白菜** 圆白菜100克 蒜末少许 橄榄油1茶匙 **小白菜蛋花汤** 小白菜100克 鸡蛋1颗 香油少许
1363千卡	471千卡	445千卡	447千卡

热量	早餐	午餐	晚餐
第13天	**鸡肉海苔卷** 生菜丝100克 熟鸡胸肉100克 奶酪片1片 海苔片1片 胡麻酱1/2茶匙 （用海苔片把食材包起） **无糖鲜奶茶** 鲜奶80克 红茶包1包 热水200毫升 （红茶包用热水泡开） 猕猴桃1个	**滑蛋鸡肉饭** 杂粮饭100克 鸡腿肉100克 鸡蛋1颗 洋葱60克 新鲜香菇90克 金针菇50克 柴鱼片少许 酱油1茶匙 白糖1/2茶匙 橄榄油1茶匙	**猪肉炒乌冬面** 乌冬面120克 （熟重） 猪瘦肉100克 洋葱丝50克 胡萝卜丝20克 小白菜100克 蚝油1茶匙 米酒1茶匙 胡椒盐少许 橄榄油1茶匙
1326千卡	383千卡	493千卡	450千卡
第14天	**全麦薄片吐司1片** （30克） **西蓝花金枪鱼沙拉** 金枪鱼罐头140克 烫熟西蓝花100克 油醋酱10克 黑胡椒少许 **柳橙1个（140克）**	**三文鱼蛋炒饭** 杂粮饭70克 菜花米50克 三文鱼100克 鸡蛋1颗 洋葱丁80克 胡萝卜丁20克 葱末10克 橄榄油1茶匙 胡椒盐少许 **蒜香四季豆** 四季豆100克 蒜末少许 橄榄油1茶匙	**香烤鸡腿肉** 去骨鸡腿肉100克 酱油1茶匙 （腌肉） 米酒1茶匙 （腌肉） **虾仁炒芦笋** 虾仁60克 芦笋100克 橄榄油1茶匙 **时蔬温沙拉** 烫熟南瓜120克 烫熟彩椒30克 烫熟海鲜菇40克 番茄160克 日式和风酱1汤匙
1349千卡	390千卡	503千卡	456千卡

* 数据会因食材产地或种类不同而有所变化，热量仅供参考

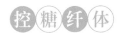

一日三餐食谱（1306千卡/天）

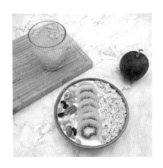

早餐
水果燕麦酸奶套餐

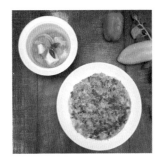

午餐
蔬菜烘蛋套餐

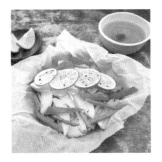

晚餐
香草三文鱼套餐

早餐
水果燕麦酸奶套餐

POINT 猕猴桃富含维生素C与多酚类抗氧化物质，能清除人体自由基，减少氧化伤害。而奇亚籽含有丰富的ω-3脂肪酸，可对抗炎症反应，且其中的膳食纤维可让人有饱腹感，是减脂期的好帮手。搭配无糖酸奶食用，口感更佳。

🍚 水果燕麦酸奶　343千卡

材料						
无糖酸奶	200克	奇亚籽	5克	原味综合坚果	10克
猕猴桃	1个	即食燕麦片	30克	综合果干	10克

做法
1. 将猕猴桃洗净去皮后切片备用。
2. 将即食燕麦片与奇亚籽混匀，加入30~40毫升热水泡开，放凉备用。
3. 取一个盘子倒入无糖酸奶，放上猕猴桃片、奇亚籽燕麦糊、原味综合坚果、综合果干即可。

🍚 百香果绿茶　28千卡

材料			
绿茶包	1包	百香果	1个
热水	100毫升		

做法
1. 先将绿茶包放入热水中泡开，再加入冰块降温。
2. 将冰绿茶倒入搅拌杯中，加入百香果汁并搅拌均匀。
3. 倒入杯中即可。

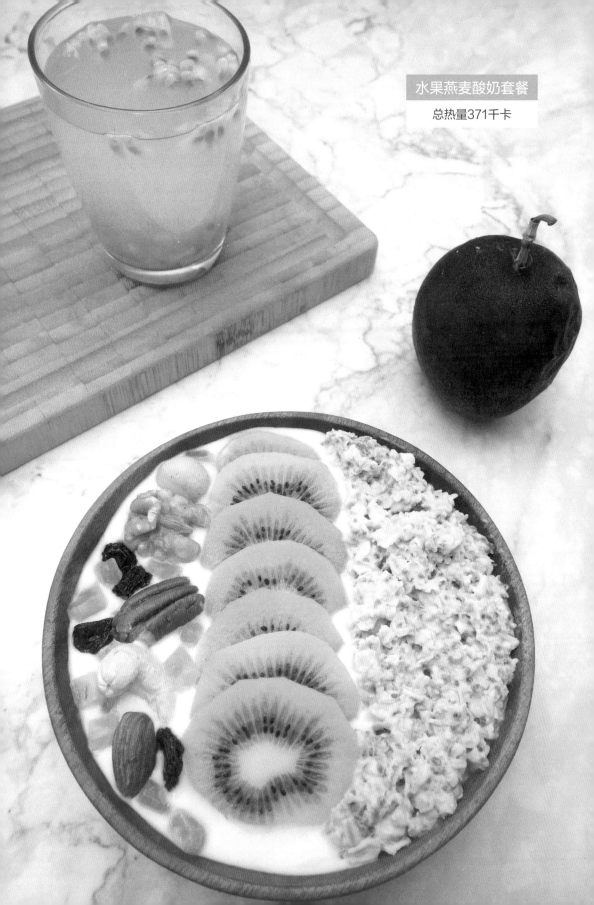

水果燕麦酸奶套餐

总热量371千卡

午餐
蔬菜烘蛋套餐

POINT 南瓜具有天然的甜味且营养丰富，南瓜皮的营养价值也很高，因此南瓜可不削皮直接切丁拌炒，加入各种蔬菜可以让营养素更丰富。另外，烘蛋也可以用烤箱来烤，不用油煎，热量更低。

🍳 蔬菜烘蛋　362千卡

材料								
鸡蛋	2颗	洋葱	20克	橄榄油	1茶匙
南瓜	200克	红彩椒	30克	黑胡椒	少许
菠菜	30克	香菇	30克	盐	少许

做法
1. 将所有蔬菜洗净，切丁或切小片。
2. 取平底锅加油烧热，炒熟所有配菜，取出备用。
3. 将鸡蛋在碗中打散，加入炒好的配菜、盐及黑胡椒，拌匀。
4. 平底锅加油烧热，将蛋液倒入铺平，盖上盖子用小火慢烘，待表面稍凝固后翻面，再烘另一面，待两面呈现金黄色即可起锅。

🍲 番茄豆腐汤　84千卡

材料						
番茄	50克	嫩豆腐	100克	去油鸡汤	300毫升
洋葱	30克	盐	少许		

做法
1. 将所有蔬菜洗净，洋葱切丝，番茄与豆腐切块。
2. 取汤锅加入鸡汤，放入切好的洋葱丝、番茄块、豆腐块，大火煮沸后，转小火焖煮约10分钟，加盐调味即可。

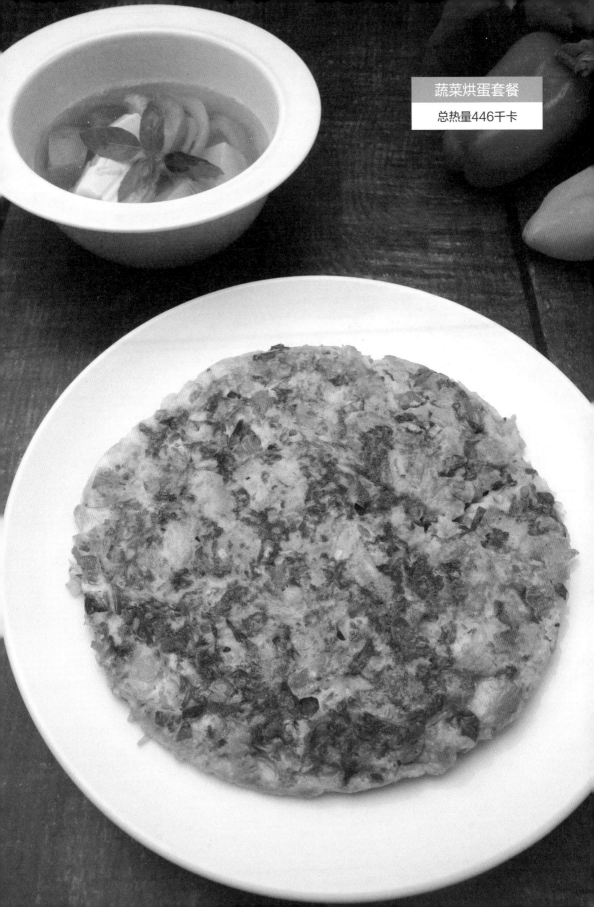

蔬菜烘蛋套餐
总热量446千卡

晚餐
香草三文鱼套餐

POINT 做这道菜只要把食材切一切，放入烤箱即可。三文鱼富含DHA、EPA等ω-3脂肪酸，搭配蔬菜一起做菜，很容易做出营养丰富的菜品，很适合需要控糖的人。

香草三文鱼　467千卡

材料							
三文鱼	90克	白酒（或米酒）	1茶匙	黑胡椒	少许
土豆	270克	橄榄油	1茶匙	蒜末	10克
洋葱	30克	意大利香料	1茶匙	红彩椒	30克
芦笋	30克	盐	少许	柠檬	1个

做法
1. 三文鱼洗净切块；所有蔬菜洗净，土豆去皮切片，洋葱、红彩椒切条，芦笋去老皮切段。
2. 所有食材加入意大利香料、白酒、盐、黑胡椒、蒜末均匀混合后备用。
3. 烤箱预热至180℃。
4. 将除红彩椒条之外的所有食材铺在烤盘上，淋上橄榄油，入烤箱烤25～30分钟。
5. 烤好之后取出，放上红彩椒条，撒上些许意大利香料，放入切好的柠檬片，淋入柠檬汁即可食用。

洋葱汤　22千卡

材料					
洋葱	50克	干燥月桂叶	1片	盐	少许
去油鸡汤	300毫升	黑胡椒	少许		

做法
1. 洋葱洗净切丝。
2. 锅置火上烧热，放入洋葱丝与少许水炒至洋葱变色，加入鸡汤、月桂叶与黑胡椒，盖上锅盖炖煮30分钟，加盐调味即可。

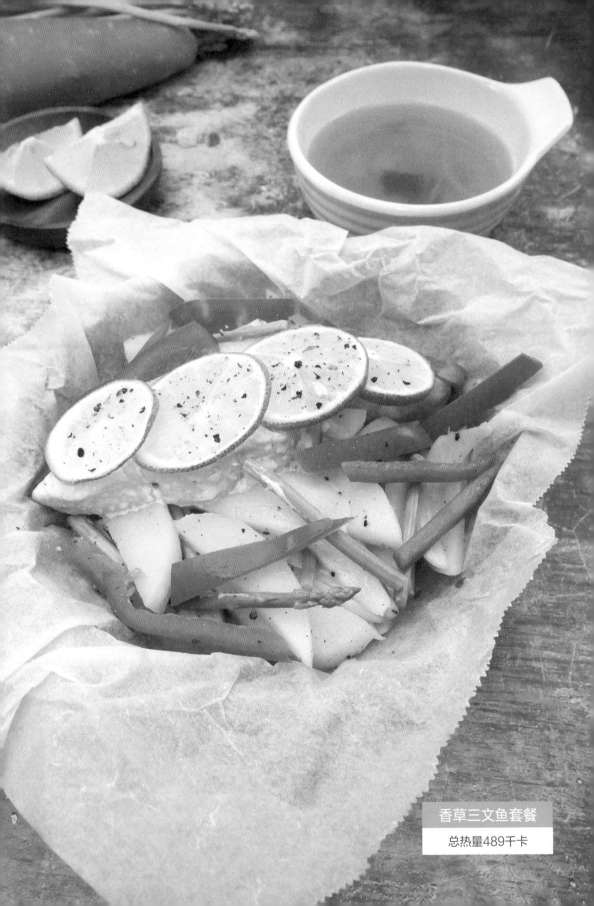

香草三文鱼套餐

总热量489千卡

14天 养颜美肌

照着吃，青春不显老

你是否经常感到气色不佳或疲惫不堪，甚至晕眩呢？根据调查，人们从饮食中摄取的铁往往不足，尤其女性更容易缺铁，这可能导致头晕、情绪低落，而缺铁性贫血会让人脸色苍白，血液中的氧气供应不足时，还可能出现心悸、头痛等症状，甚至脱发。长期缺铁也可能影响植物神经，导致情绪不稳定。因此，女性应特别关注铁的摄取，每天建议摄取15毫克铁。

想要容光焕发，除了摄取足量的铁，B族维生素、维生素C及膳食纤维也不可或缺。摄取充足的营养素，保证睡眠充足，适当进行运动，避免抽烟喝酒与长时间暴晒，才能拥有好的肤质，始终保持好气色。

如果有缺铁问题，可在饮食中多摄取富含铁的食物。

1 豆鱼蛋肉类

红肉（牛肉、猪肉等）、白肉（鱼肉、牡蛎等）、毛豆、黑豆。

2 绿叶蔬菜

空心菜、红薯叶、菠菜、油菜、茼蒿。

3 全谷类

糙米、燕麦。

4 坚果种子类

腰果、黑芝麻、南瓜子、葵花子。

5 水果类

小番茄、李子、红肉火龙果、葡萄。

6 干果类

葡萄干、红枣干、黑枣干。

下面是为女性设计的14天养颜美肌餐单，特别注重铁的摄取。每日热量为1500～1600千卡。若正处于生理期前，建议在加餐时间摄取含钙与ω-3脂肪酸的食物，例如喝杯黑芝麻牛奶或坚果可可饮品，这样能够舒缓情绪并缓解经前期综合征。同时，请务必多喝水、保持清淡饮食，以避免月经期间水肿。

养颜美肌 14天餐单

热量	早餐	午餐	晚餐
第1天	红薯110克 **奶酪蛋沙拉** 水煮蛋1颗 奶酪片1片 生菜30克 黄瓜40克 番茄30克 原味综合坚果5克 日式和风酱10克 **猕猴桃1个**	**香煎牛排** 牛排140克 洋葱100克 （用牛排煎出的油小火煎洋葱至表面金黄） **木耳炒山药** 山药100克 泡发木耳50克 橄榄油1茶匙 **柳橙1个（140克）**	杂粮饭100克 **罗勒叶番茄炒肉末** 猪肉末140克 番茄100克 罗勒叶10克 橄榄油1茶匙 **炒空心菜** 空心菜100克 蒜末少许 橄榄油1茶匙 **竹笋香菇汤** 竹笋50克 鲜香菇50克
1571千卡	400千卡	555千卡	616千卡
第2天	红薯120克 无糖豆浆500毫升 烫西蓝花100克 原味综合坚果10克 苹果1个（120克）	杂粮饭100克 纳豆一盒（55克） **炒红凤菜** 红凤菜100克 姜丝10克 橄榄油1茶匙 **豆腐蔬菜蛋花汤** 嫩豆腐半盒 鸡蛋1颗 小白菜100克 **葡萄95克**	**黑豆麻油鸡面线** 鸡腿180克（含骨重） 圆白菜100克 黑豆10克 姜片10克 香油1茶匙 米酒1汤匙 生面线50克 **枸杞炒红薯叶** 红薯叶100克 枸杞子5克 姜丝少许 橄榄油1茶匙
1549千卡	449千卡	555千卡	545千卡

续表

热量	早餐	午餐	晚餐
第3天	**鸡肉三明治** 全麦薄片吐司2片 （共60克） 鸡肉切片70克 生菜20克 黄瓜片50克 胡萝卜丝30克 （用吐司将其他食材 夹起即可食用） **蜂蜜绿茶** 绿茶包1包 蜂蜜5克 **红肉火龙果120克**	**番茄牛肉拉面** 拉面120克（熟重） （生面条为40克） 牛腱120克 番茄100克 胡萝卜50克 洋葱50克 **烫生菜100克** **芒果140克**	**杂粮饭100克** **黄瓜炒虾仁** 黄瓜100克 虾仁100克 姜丝少许 橄榄油1茶匙 **木耳炒肉丝** 泡发木耳100克 猪肉丝70克 姜丝少许 橄榄油1茶匙 **青木瓜排骨汤** 青木瓜100克 排骨高汤1碗
1502千卡	425千卡	577千卡	500千卡
第4天	**金枪鱼拌饭** 糙米饭100克 金枪鱼罐头60克 洋葱丁50克 玉米粒30克 黑胡椒少许 **水煮蛋1颗** **猕猴桃1个** **无糖豆浆250毫升**	**风味沙拉** 水煮蛋1颗 番茄90克 虾仁100克 生菜100克 坚果碎10克 生螺旋面60克 油醋酱1汤匙 **玉米排骨汤** 玉米块80克 排骨高汤200毫升	**猪肉烩饭** 杂粮饭100克 猪瘦肉片100克 洋葱100克 胡萝卜丝20克 杏鲍菇20克 葱花10克 橄榄油1茶匙 **炒菠菜** 菠菜100克 橄榄油1茶匙
1532千卡	446千卡	579千卡	507千卡

热量	早餐	午餐	晚餐
第5天	**生菜蛋饼** 全麦蛋饼皮1片 （50克） 鸡蛋1颗 生菜30克 苜蓿芽10克 紫甘蓝10克 胡萝卜10克 橄榄油1茶匙 **黑芝麻牛奶** 黑芝麻粉8克 奶粉20克 热水200毫升 **苹果1个（120克）**	**杂粮饭100克** **烤芦笋猪肉卷** 猪肉片100克 芦笋180克 酱油1/2茶匙（腌肉） 米酒1/2茶匙（腌肉） 蒜末少许（腌肉） （猪肉片将芦笋卷起， 入烤箱烤熟） **冻豆腐烩大白菜** 冻豆腐50克 大白菜100克 橄榄油1茶匙 **凉拌木耳** 泡发木耳100克 姜丝10克 白糖1茶匙 白醋1/2茶匙 **白萝卜汤** 白萝卜100克 排骨清汤250毫升	**香烤时蔬** 土豆100克 海鲜菇60克 柿子椒40克 意大利香料1/2茶匙 橄榄油1茶匙 **红枣枸杞鸡腿汤** 鸡腿180克（含骨重） 红枣2颗 枸杞子10克 干香菇2朵 **凉拌豆腐** 嫩豆腐90克 蚝油1茶匙 葱末少许 **橘子1个（160克）**
1569千卡	453千卡	524千卡	592千卡
第6天	**黑芝麻燕麦豆浆** 即食燕麦片40克 黑芝麻粉10克 无糖豆浆250毫升 **水煮蛋1颗** **烫西蓝花** 西蓝花200克 香油1茶匙	**综合卤味** 猪肉片70克 综合菇类100克 泡发海带100克 空心菜100克 豆干110克 生粉丝15克 **橘子1个（160克）**	**什锦鱼片豆腐锅** 鲷鱼片100克 豆腐180克 综合菇类150克 茼蒿150克 玉米1根（140克） 海带10克（干重） **小番茄190克**
1585千卡	417千卡	571千卡	597千卡

热量	早餐	午餐	晚餐
第7天	**毛豆鸡肉沙拉** 生菜150克 毛豆仁80克 彩椒80克 蒸红薯30克 烫鸡胸肉70克 苹果55克 油醋酱2茶匙 **蜂蜜柠檬水** 柠檬1个 蜂蜜10克 凉白开200毫升 （视喜好调整水量）	**西葫芦鱿鱼** **意大利面** 生意大利面40克 鱿鱼100克 西葫芦丝100克 洋葱50克 番茄50克 蒜片10克 橄榄油1茶匙 **蒜香四季豆** 四季豆100克 蒜末少许 橄榄油1茶匙 **芒果140克**	**时蔬烤鲈鱼** 鲈鱼片200克 玉米1根（130克） 洋葱100克 西蓝花100克 海鲜菇100克 蒜末少许（酱料） 意大利香料少许 （酱料） 米酒1茶匙（酱料） 黑胡椒与盐少许 （酱料） 橄榄油1茶匙 （酱料） 柠檬汁10克（酱料） 奶酪丝20克 （所有食材切块用酱料 拌匀后，入烤箱烤熟， 再铺上奶酪丝烤至金黄 即可食用）
1508千卡	462千卡	525千卡	521千卡
第8天	**什锦燕麦酸奶** 无糖酸奶200克 即食燕麦片10克 葡萄干20克 原味综合坚果10克 **香蕉1根（160克）**	**杂粮饭100克** **彩椒鸡丁** 鸡胸肉丁100克 柿子椒丁60克 彩椒丁120克 蒜末10克 橄榄油1茶匙 **芝麻拌菠菜** 菠菜100克 白芝麻5克 香油1/2茶匙 **黄花排骨汤** 干黄花10克 排骨清汤200毫升	**牡蛎炒面** 生面条40克 鲜牡蛎100克 猪肉丝50克 圆白菜丝100克 小白菜30克 胡萝卜丝20克 橄榄油2茶匙 **蒜香茼蒿** 茼蒿100克 蒜末少许 橄榄油1茶匙 **李子100克**
1500千卡	440千卡	500千卡	560千卡

续表

热量	早餐	午餐	晚餐
第9天	杂粮馒头50克 **鸡胸肉沙拉** 烫鸡胸肉80克 生菜100克 油醋酱10克 **无糖拿铁** 鲜奶240克 意式咖啡80毫升 **菠萝100克**	杂粮饭100克 **鸡肉火锅** 去骨鸡腿肉100克 洋葱100克 胡萝卜30克 葱段10克 海苔丝1汤匙 白糖1茶匙 海带高汤2汤匙 酱油1茶匙 柴鱼片1茶匙 橄榄油1茶匙 **蒜香小白菜** 小白菜100克 蒜末少许 橄榄油1茶匙	**什锦炒饭** 杂粮饭100克 虾仁100克 猪瘦肉丝35克 鸡蛋1颗 蒜末少许 洋葱丁10克 杏鲍菇丁100克 胡萝卜丁10克 毛豆仁10克 胡椒盐少许 酱油1茶匙 葱末10克 橄榄油1茶匙 **木瓜100克**
1530千卡	529千卡	507千卡	494千卡
第10天	**鲜虾西葫芦烘蛋** 虾仁100克 西葫芦100克 鸡蛋2颗 奶酪丝10克 橄榄油1茶匙 **无糖豆浆500毫升** **番石榴110克**	杂粮饭100克 **蒜苗炒猪肉** 猪瘦肉片100克 蒜苗50克 洋葱40克 胡萝卜10克 橄榄油1茶匙 **蒜香娃娃菜** 娃娃菜120克 新鲜香菇50克 蒜末少许 橄榄油1茶匙	**香葱拌面** 葱末30克 生面条40克 酱油1茶匙 橄榄油1茶匙 **炒空心菜** 空心菜100克 蒜末少许 橄榄油1茶匙 **香菇鸡汤** 干香菇10克 带骨鸡腿1只（180克） 姜片少许 **莲雾180克**
1519千卡	496千卡	510千卡	513千卡

续表

热量	早餐	午餐	晚餐
第11天	**烤时蔬** 土豆120克 彩椒50克 玉米笋50克 西蓝花60克 橄榄油1茶匙 意大利香料少许 黑胡椒少许 盐少许 **无糖拿铁** 鲜奶240克 意式浓缩咖啡 80毫升 **水煮蛋1颗** **柳橙1个（140克）**	**鸡肉意大利面** 生意大利面40克 鸡胸肉120克 洋葱50克 胡萝卜20克 芦笋100克 橄榄油1茶匙 蒜片少许 **白萝卜排骨汤** 白萝卜100克 排骨高汤1碗 **苹果1个（120克）**	**麻油鸡炖饭** 糙米40克 鸡腿肉100克 圆白菜50克 姜片5片 香油1茶匙 去油高汤200毫升 **综合菇豆腐汤** 金针菇50克 杏鲍菇50克 新鲜香菇50克 嫩豆腐140克 香油少许 姜丝少许
1501千卡	469千卡	507千卡	525千卡
第12天	**红薯薏仁粥** 红薯60克 薏仁20克（生重） （加水煮熟成粥状） **凉拌豆腐** 盒装豆腐1/2盒 蚝油1茶匙 香油少许 葱末少许 **番茄菠菜炒蛋** 菠菜100克 番茄120克 鸡蛋1颗 橄榄油1茶匙 **西瓜200克**	**杂粮饭100克** **时蔬炒虾仁** 虾仁70克 玉米笋100克 黄瓜120克 胡椒盐少许 橄榄油1茶匙 **炒三色时蔬** 泡发木耳50克 茭白50克 芹菜20克 姜丝少许 橄榄油1茶匙 **红枣枸杞鸡汤** 小鸡腿1只 红枣10克（干重） 枸杞子10克（干重） 姜片少许	**葱爆猪柳炒面** 生面条40克 猪瘦肉80克 洋葱100克 葱段20克 蒜片少许 蚝油1茶匙 橄榄油1茶匙 **鲫鱼汤** 鲫鱼100克 姜丝少许 葱末少许 米酒1/2茶匙 **青枣1个**
1598千卡	460千卡	565千卡	573千卡

热量	早餐	午餐	晚餐
第13天	**香菇瘦肉糙米粥** 糙米40克 玉米粒25克 猪瘦肉末70克 干香菇10克 新鲜香菇50克 排骨高汤250毫升 葱末少许 胡椒盐少许 **葡萄柚半个** （140克）	**海鲜汤面** 生面条40克 虾50克 牡蛎50克 鲷鱼片100克 小白菜50克 绿豆芽50克 **柴鱼烧茼蒿** 茼蒿150克 酱油1茶匙 柴鱼片1/2茶匙 橄榄油1茶匙	**杂粮饭100克** **肉末茄子** 猪瘦肉末100克 茄子100克 罗勒10克 姜片少许 酱油1茶匙 橄榄油1茶匙 **冬瓜海带汤** 冬瓜200克 海带5克（干重） 姜片少许 **蒜香空心菜** 空心菜100克 蒜末少许 橄榄油1茶匙 **樱桃80克**
1549千卡	410千卡	562千卡	577千卡
第14天	**燕麦粉蛋饼** 燕麦粉40克 鸡蛋2颗 圆白菜丝100克 橄榄油1茶匙 胡麻酱1茶匙 （燕麦粉与蛋液搅匀煎成蛋饼，蛋饼包圆白菜丝，淋上胡麻酱即可食用） **莲雾180克**	**杂粮饭100克** **蒜泥白肉** 猪肉片100克 蒜泥10克 酱油膏1茶匙 **番茄炒豆腐** 番茄200克 豆腐80克 葱末10克 橄榄油1茶匙 **柴鱼拌秋葵** 秋葵100克 柴鱼片少许 酱油1茶匙	**咖喱鲜虾粉丝煲** 虾135克 生粉丝40克 洋葱100克 葱段10克 姜片10克 咖喱粉1茶匙 蚝油1茶匙 橄榄油1茶匙 香菜末少许 **蒜香油菜** 油菜100克 蒜末10克 橄榄油1茶匙
1522千卡	465千卡	557千卡	500千卡

* 数据会因食材产地或种类不同而有所变化，热量仅供参考

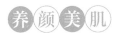

养颜美肌

一日三餐食谱（1538千卡/天）

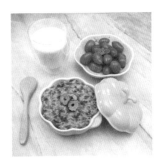

早餐
木耳燕麦粥套餐

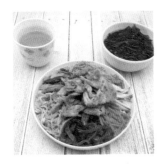

午餐
蔬菜拌饭套餐

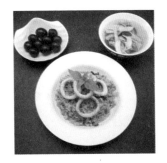

晚餐
鱿鱼圈炖饭套餐

早餐
木耳燕麦粥套餐

POINT 木耳富含水溶性膳食纤维，有助于肠道蠕动，预防便秘；红糖含有铁、钙、B族维生素，有助于营养补充。

🍲 红糖木耳燕麦粥　269千卡

材料				
泡发木耳	100克	红糖		10克
即食燕麦片	50克	红枣片（干重）		5克

做法
1. 将木耳洗净后放入榨汁机中，加250毫升水，搅打成木耳汁。
2. 将木耳汁倒入锅中用中火煮沸，再加入燕麦片、红糖和红枣片，待水沸后用小火熬煮3分钟，期间要不断搅拌，避免烧煳，煮成粥状即可。

🍲 无糖豆浆250毫升　80千卡

🍲 小番茄200克　60千卡

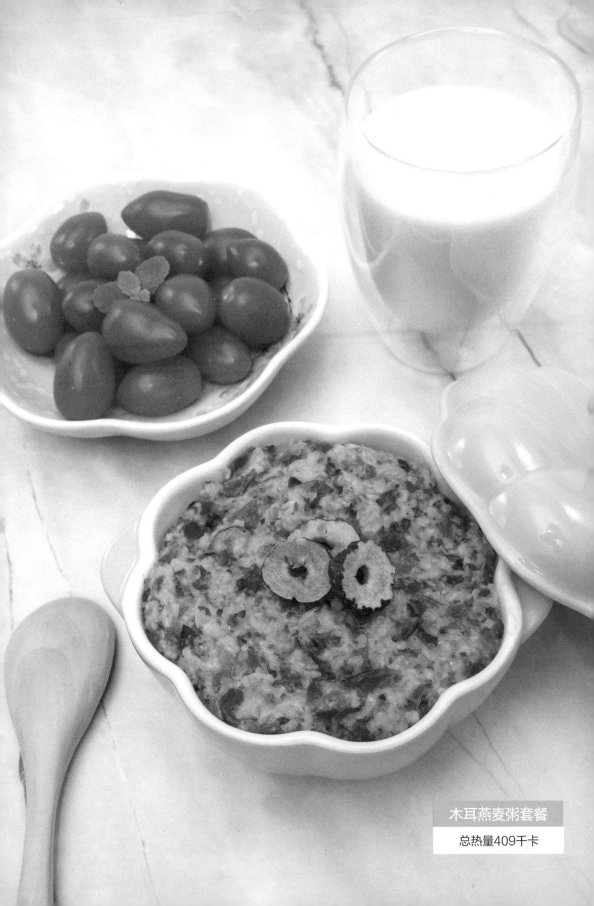

木耳燕麦粥套餐
总热量409千卡

午餐
蔬菜拌饭套餐

POINT 拌饭中五颜六色的蔬菜富含植物化学物、维生素和矿物质，有助于增强人体的抗氧化能力，减少因环境污染造成的氧化伤害。蔬菜可根据个人喜好更换。

🍚 韩式蔬菜拌饭　582千卡

材料		腌料			酱料		
藜麦饭	150克	酱油	1茶匙		姜末	1茶匙
猪瘦肉片	120克	白糖	1茶匙		葱末	1茶匙
韩式泡菜	40克	米酒	1茶匙		酱油	1茶匙
菠菜	50克				海带高汤	1汤匙
豆芽	40克				香油	1茶匙
黄瓜	30克					
泡发木耳	30克					
胡萝卜	10克					

做法
1. 将黄瓜、胡萝卜、木耳洗净切丝，菠菜洗净切段备用。
2. 将肉片用腌料抓腌15分钟后，放入烤箱烤10分钟，烤熟备用。
3. 煮一锅水，将菠菜段、胡萝卜丝、木耳丝和豆芽焯熟后捞起备用。
4. 将酱料拌匀后，给所有蔬菜均匀地裹上酱料。
5. 取一个大碗，盛上藜麦饭，放上烤好的肉片、泡菜和蔬菜即可食用。

🍚 海带芽汤　12千卡

材料				
海带芽（干重）	5克	盐	少许
海带高汤	250毫升		

做法
1. 海带芽泡水洗净。
2. 锅中放入1碗水，加入海带芽和海带高汤煮熟，加入少许盐调味即可。

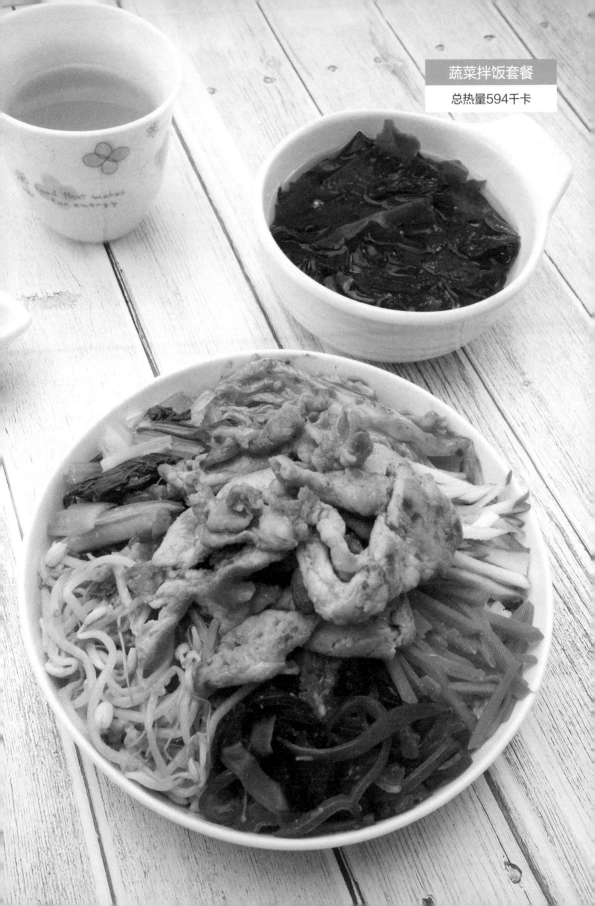

晚餐
鱿鱼圈炖饭套餐

POINT 鱿鱼属于低脂肉类，很适合做健康菜肴的食材。炖饭吸收鱿鱼鲜美的汤汁后更加美味，而炖饭中的蔬菜提供了足量的膳食纤维。

🍚 鱿鱼圈炖饭　437千卡

材料					
糙米	60克	鲜香菇	40克	意大利香料	少许
鱿鱼圈	100克	蒜末	1茶匙	盐	少许
洋葱	40克	鸡汤	400毫升		
胡萝卜	30克	黑胡椒	少许		

做法
1. 鱿鱼圈洗净备用，糙米淘洗干净。
2. 洋葱、胡萝卜、鲜香菇洗净后切小丁。
3. 热锅，倒入油，放入蒜末、洋葱丁、胡萝卜丁、香菇丁炒香，可加点鸡汤帮助食材软化，加入鱿鱼圈稍微炒一下，倒入糙米一起翻炒，再加点意大利香料与黑胡椒，炒匀后把食材铺平，加入鸡汤盖过食材。
4. 盖上锅盖，用小火炖煮约10分钟，等汤汁收干、米饭由透明变白时，关火闷10分钟，待米饭熟透后加盐调味即可。

🍚 什锦蘑菇汤　38千卡

材料					
金针菇	50克	杏鲍菇	50克	去油鸡汤	250毫升
鲜香菇	50克	姜丝	少许	盐	少许

做法
1. 鲜香菇、杏鲍菇洗净切片，金针菇去蒂洗净备用。
2. 锅中放入1碗水，加入姜丝、各种蘑菇、鸡汤煮熟，加入少许盐调味即可。

🍚 葡萄100克　60千卡

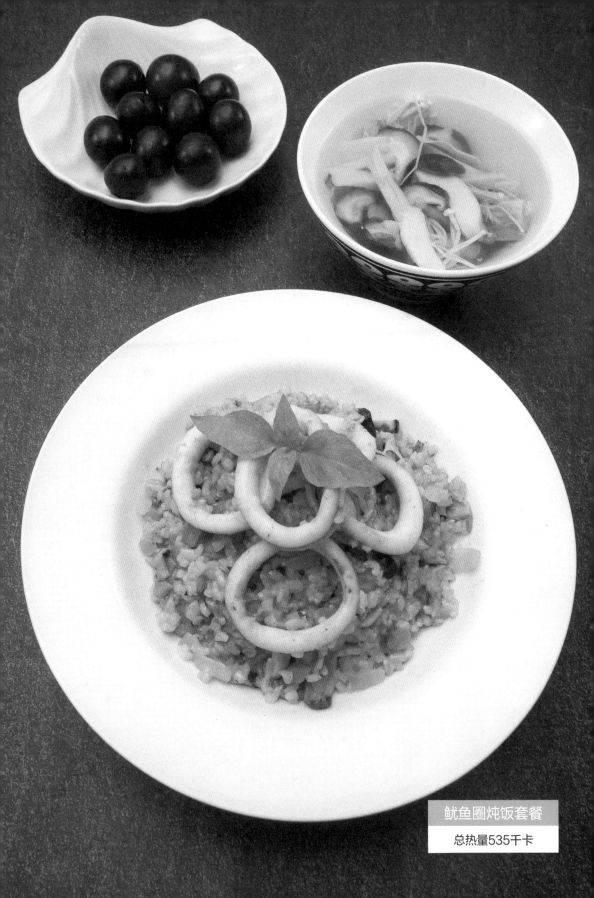

鱿鱼圈炖饭套餐
总热量535千卡

14天 养生抗压

照着吃，健康无负担

　　长期在高压状态下工作的职场人士，常因忙碌而忽略养生，很容易变成亚健康人群。再加上在外就餐很容易导致营养不均衡。蔬菜摄取量较低，或常吃高热量、高脂、高盐的食物，会让身体的压力因子增加，进而让身体感觉疲劳，甚至造成血压不稳定。

　　钙、钾、镁、B族维生素、ω-3脂肪酸等营养素，有助于调节情绪并舒缓压力。而维生素C与维生素E具有抗氧化作用，有助于降低压力对身体的危害。这些人体不可或缺的营养素应每天从自然食物中均衡摄取，以保持健康、拥有活力。

在生活中，我们可以利用以下几种方法，来获取天然的抗压营养素。

1 三餐中至少有一餐用杂粮饭取代白米饭，增加B族维生素与矿物质的摄取。

2 每天摄取3份蔬菜与2份水果，获取植物化学物、矿物质与膳食纤维。

3 每天摄取乳制品或大豆制品，获取足量的钙与蛋白质。

4 每天吃一把坚果，获取B族维生素、维生素E、ω-3脂肪酸等营养素。

生活压力大或心血管需要保养的人，可以参照下面的"14天养生抗压餐单"，一日热量为1700～1800千卡。餐单注重钙的补充，同时增加B族维生素的摄取来对抗疲劳感，还增加高钾蔬果的摄取来帮助降压。血压易升高或有心血管疾病家族病史的人群，应在烹调时将盐分减半，以维护心血管健康。

养生抗压 14天餐单

热量	早餐	午餐	晚餐
第1天	**榛果芝麻燕麦糊** 黑芝麻粉30克 燕麦粉15克 红糖10克 鲜奶250克 （以上食材煮成糊） 榛果碎10克 **番石榴170克**	**海鲜烤时蔬** 虾仁100克 鲈鱼片120克 南瓜180克 菜花100克 西葫芦50克 芦笋50克 意大利香料1茶匙 橄榄油2茶匙 **水煮蛋1颗** **小番茄190克**	**什锦炒面** 生面条60克 墨鱼50克 猪肉丝50克 圆白菜120克 芹菜30克 胡萝卜30克 橄榄油1茶匙 **卤五香豆干** 五香豆干50克 酱油1茶匙 白糖1茶匙 五香粉少许
1753千卡	545千卡	600千卡	608千卡
第2天	**芹香柳橙绿拿铁** 柳橙1个（100克） 西芹50克 烫红薯叶50克 无糖酸奶200克 **烤南瓜鱼片** 南瓜120克 鲷鱼片70克 意大利香料少许 胡椒盐少许 橄榄油1茶匙 **原味综合坚果10克**	**麻油猪肉炒饭** 糙米饭130克 猪瘦肉片120克 金针菇100克 鸡蛋1颗 姜片10克 葱末10克 香油1茶匙 **冬瓜海带汤** 冬瓜200克 海带5克（干重） 姜丝少许 **樱桃80克**	**牛肉乌冬面火锅** 乌冬面180克（熟重） 牛瘦肉片100克 洋葱100克 胡萝卜30克 葱段10克 白糖1茶匙 酱油1茶匙 柴鱼片1茶匙 橄榄油1茶匙 **凉拌苦瓜** 苦瓜200克 姜丝10克 酱油1茶匙 香油1茶匙 白糖5克
1738千卡	470千卡	649千卡	619千卡

* 1700～1800千卡／天；血压偏高者请减少盐的使用量
* 食材皆为生重，如为熟重会特别注明

续表

热量	早餐	午餐	晚餐
第3天	**南瓜燕麦牛奶粥** 南瓜丁100克 即食燕麦片20克 银耳碎100克 核桃碎5克 鲜奶400克 **菠萝125克**	**杂粮饭130克** **香烤秋刀鱼** 秋刀鱼110克 胡椒盐少许 **芝麻拌菠菜** 菠菜150克 白芝麻5克 香油1/2茶匙 **豆腐味噌汤** 豆腐40克 海带芽5克（干重） 味噌1茶匙 白糖1/2茶匙	**黑胡椒嫩鸡烩饭** 杂粮饭130克 鸡腿肉100克 洋葱50克 芦笋50克 彩椒50克 杏鲍菇50克 鸡蛋1颗 黑胡椒1/2茶匙 酱油1茶匙 橄榄油1茶匙 **小番茄190克**
1785千卡	520千卡	639千卡	626千卡
第4天	**金枪鱼三明治** 全麦薄片吐司2片 （共60克） 金枪鱼罐头50克 荷包蛋1颗 生菜50克 黄瓜片20克 （用吐司将其他食材夹起 即可食用） **原味综合坚果10克** **无糖鲜奶茶** 红茶包1包 热水200毫升 （泡红茶包） 鲜奶240克	**鲜虾海苔卷** 糙米饭130克 烫虾仁100克 韩式泡菜50克 烫菠菜100克 海苔片1片 （用海苔片将其他食材 卷起） **鸡肉串烧** 鸡腿肉100克 酱油1茶匙（腌肉） 米酒1/2茶匙（腌肉） 蒜末少许（腌肉） 白糖1/2茶匙（腌肉） 柿子椒片80克 葱段20克 **莲雾180克**	**杂粮饭130克** **荷兰豆炒墨鱼** 墨鱼100克 荷兰豆100克 口蘑50克 胡萝卜20克 蒜末少许 橄榄油1茶匙 **蒜香油菜** 油菜150克 蒜末少许 橄榄油1茶匙 **番茄排骨汤** 猪小排100克 （带骨重） 番茄200克 姜片少许 **番石榴170克**
1720千卡	525千卡	582千卡	613千卡

续表

热量	早餐	午餐	晚餐
第5天	**香蕉蓝莓燕麦酸奶** 无糖酸奶200克 蓝莓80克 香蕉80克 即食燕麦片50克 （燕麦泡水软化） 原味综合坚果10克 **无糖红茶** 红茶包1包 热水300毫升	**野菜火锅** 牛蒡150克 海鲜菇100克 大白菜100克 去骨鸡腿肉120克 无糖豆浆240毫升 生粉丝40克 **小番茄190克**	**杂粮饭130克** **姜汁烧肉** 猪瘦肉片120克 洋葱60克 胡萝卜20克 姜泥1茶匙（腌肉） 酱油、米酒少许 （腌肉） 橄榄油1茶匙 **木耳炒虾仁** 虾仁70克 泡发木耳100克 姜丝10克 橄榄油1茶匙 **芝麻秋葵** 秋葵100克 酱油1茶匙 海带高汤1茶匙 白芝麻1茶匙
1734千卡	482千卡	614千卡	638千卡
第6天	**烤时蔬** 土豆片200克 西蓝花100克 菜花100克 奶酪片1片 橄榄油1茶匙 黑胡椒、盐各少许 **无糖拿铁** 鲜奶240克 意式浓缩咖啡80毫升 **菠萝100克**	**杂粮饭130克** **腰果鸡丁** 鸡丁90克 柿子椒50克 彩椒50克 腰果10克 蒜末少许 罗勒10克 橄榄油1茶匙 **开阳白菜** 大白菜100克 泡发木耳10克 蒜片10克 海米1/2茶匙 橄榄油1茶匙 **蒜香空心菜** 空心菜100克 蒜末10克 橄榄油1茶匙	**芥蓝猪肉炒面** 生面条60克 猪瘦肉片100克 芥蓝100克 蒜片10克 酱油1茶匙 沙茶酱1/2茶匙 橄榄油1茶匙 **番茄黄豆芽汤** 番茄50克 黄豆芽50克 **哈密瓜160克**
1757千卡	517千卡	606千卡	634千卡

续表

热量	早餐	午餐	晚餐
第7天	**黑芝麻燕麦奶** 即食燕麦片40克 黑芝麻粉20克 香蕉110克 鲜奶240克	**时蔬牛肉炒粉丝** 牛瘦肉片100克 生粉丝40克 洋葱50克 茼蒿100克 酱油1茶匙 橄榄油1茶匙 白芝麻少许 **丝瓜豆腐汤** 丝瓜200克 豆腐80克 姜丝少许 **桃子100克**	**关东煮** 玉米180克 白萝卜120克 鲜香菇100克 胡萝卜50克 鹌鹑蛋50克 猪血100克 海带10克（干重） **烤味噌鲷鱼** 鲷鱼片120克 味噌1茶匙 酱油1/2茶匙 白糖1/2茶匙 白芝麻少许
1730千卡	532千卡	592千卡	606千卡
第8天	**麦片咸粥** 小白菜丝100克 鲜香菇片50克 即食燕麦片50克 洋葱丁20克 鸡蛋1颗 鸡胸肉片50克 南瓜子10克 胡椒盐少许 （加水500毫升煮成粥） **红肉火龙果120克**	**杂粮饭130克** **圆白菜炒鸡蛋** 鸡蛋2颗 圆白菜丝100克 橄榄油1茶匙 **茭白酸奶沙拉** 烫茭白100克 酸奶沙拉酱1汤匙 **金黄奶酪豆腐** 豆腐150克 奶酪丝2汤匙 柿子椒丁20克 味噌1茶匙 （腌豆腐） 酱油1/2茶匙 （腌豆腐） （腌豆腐撒上柿子椒丁与 奶酪丝，入烤箱烤至金黄 即可） **猕猴桃1个**	**杂粮饭130克** **鱼片蒸豆腐** 鲷鱼片120克 豆腐100克 葱、姜丝各适量 蚝油2茶匙 香油1茶匙 **芥蓝咖喱肉丝** 猪肉丝70克 芥蓝100克 蒜末5克 咖喱粉1/2茶匙 沙茶酱1茶匙 橄榄油1茶匙 **鲜笋柴鱼** 烫竹笋100克 柴鱼片5克 酱油1茶匙 **白萝卜汤** 白萝卜100克 无油高汤300毫升 香菜少许
1715千卡	502千卡	621千卡	592千卡

续表

热量	早餐	午餐	晚餐
第9天	**红薯奶酪蛋卷** 蒸红薯泥120克 奶酪片1片 生菜100克 毛豆仁10克 蛋皮1张 （用2颗鸡蛋加1茶匙橄榄油煎蛋皮，将其他食材卷起即可） **木瓜200克**	**莲子山药排骨粥** 猪小排240克 （带骨重） 山药70克 大米20克 莲子20克（干重） 红枣20克（干重） 姜片少许 **蚝油芥蓝** 芥蓝170克 蚝油1茶匙 橄榄油1茶匙	**猪肉白菜火锅** 大白菜200克 猪瘦肉片200克 金针菇100克 杏鲍菇100克 玉米笋100克 海带10克（干重） 姜片少许 生粉丝40克 **香瓜165克**
1714千卡	501千卡	661千卡	552千卡
第10天	**蔬果精力汤** 蒸红薯120克 菠菜25克 西芹25克 苹果50克 杏仁5颗（10克） 无糖豆浆300毫升 （食材放入食物料理机打成精力汤） **水煮蛋1颗**	**杂粮饭130克** **焗烤香料鱼** 鲷鱼片110克 意大利香料1/2茶匙 米酒1茶匙 奶酪丝1汤匙 **苋菜炒鸡蛋** 鸡蛋1颗 苋菜丝80克 橄榄油1茶匙 **芝麻牛蒡** 牛蒡丝120克 酱油1/4茶匙 柴鱼片1/4茶匙 白糖1/2茶匙 白芝麻1茶匙	**杂粮饭130克** **烤猪肉卷** 猪瘦肉片85克 茭白60克 胡萝卜40克 酱油1茶匙（腌肉） 姜泥、米酒各少许 （腌肉） （肉片腌好后，把蔬菜卷起来放入烤箱烤熟即可） **韭菜花烧豆腐** 豆腐80克 韭菜花100克 蒜末5克 橄榄油1茶匙 **木耳玉米笋** 玉米笋60克 泡发木耳40克 姜丝少许 橄榄油1茶匙 **橘子1个（160克）**
1720千卡	412千卡	680千卡	628千卡

续表

热量	早餐	午餐	晚餐
第11天	原味贝果半个（60克） 生菜100克 蓝莓160克 水煮蛋1颗 无糖酸奶200克 原味综合坚果10克	焗烤野菇通心面 生通心面60克 鸡胸肉100克 西蓝花60克 海鲜菇50克 金针菇20克 洋葱40克 鲜香菇50克 鸡汤50毫升 鲜奶100克 橄榄油1茶匙 黑胡椒少许 奶酪丝30克（焗烤用） 橘子1个（160克）	手抓海鲜 虾90克 鱿鱼圈70克 鲷鱼片100克 土豆90克 南瓜100克 鲜香菇100克 西蓝花100克 （以下为酱料） 蒜泥1茶匙 橄榄油1茶匙 意大利香料1/2茶匙 番茄酱1茶匙 柠檬汁1茶匙 酱油1茶匙 胡椒盐少许
1769千卡	479千卡	660千卡	630千卡
第12天	稀饭250克 烤黄花鱼 黄花鱼片70克 荷包蛋 鸡蛋1颗 橄榄油1茶匙 蒜香圆白菜 圆白菜100克 蒜末少许 橄榄油1茶匙	秋葵猪肉饭 杂粮饭130克 猪梅花肉薄片100克 洋葱100克 烫秋葵片100克 葱末少许 柴鱼片少许 酱油1茶匙 味醂1/2茶匙 橄榄油1茶匙 小番茄190克	杂粮饭130克 香煎豆腐 豆腐80克 葱末少许 酱油1茶匙 高汤2茶匙 橄榄油1茶匙 清炖番茄牛肉汤 牛腱120克 番茄200克 胡萝卜50克 洋葱50克 葱段10克 姜片10克 大料1颗 炒空心菜 空心菜100克 蒜末少许 橄榄油1茶匙 西瓜210克
1768千卡	622千卡	561千卡	585千卡

续表

热量	早餐	午餐	晚餐
第13天	**蔬菜三明治** 法式长棍面包100克 番茄片100克 生菜100克 奶酪片1片 **鲜奶240克** **草莓160克**	杂粮饭130克 **白萝卜炖肉** 猪梅花肉块100克 白萝卜100克 胡萝卜50克 葱段10克 姜片少许 冰糖1茶匙 酱油1茶匙 **罗勒煎蛋** 罗勒20克 鸡蛋1颗 橄榄油1茶匙 **蒜香玉米笋** 玉米笋50克 蒜末少许 橄榄油1/2茶匙	**三文鱼意大利面** 生意大利面60克 三文鱼100克 洋葱20克 口蘑20克 芦笋100克 鲜奶100克 蒜片10克 橄榄油1茶匙 黑胡椒少许
1753千卡	561千卡	616千卡	576千卡
第14天	**红薯牛油果生菜沙拉** 红薯120克 生菜100克 苜蓿芽50克 番茄100克 牛油果100克 水煮蛋1颗 百香果2个（140克） 油醋酱1茶匙 **无糖豆浆240毫升**	**丝瓜蛤蜊面线** 生面线60克 丝瓜200克 姜丝少许 蛤蜊（带壳）10个 清鸡汤200毫升 **香烤鸡腿肉** 去骨鸡腿肉120克 **番石榴170克**	杂粮饭130克 **烤味噌旗鱼** 旗鱼片120克 味噌1茶匙 **罗勒茄子烧豆腐** 豆腐80克 茄子100克 罗勒10克 蒜片10克 橄榄油1茶匙 **凉拌黄瓜** 黄瓜150克 姜丝10克 白醋1茶匙 白糖1茶匙 **姜丝肉片汤** 猪肉片35克 姜丝10克 葱末少许 米酒少许 香油少许
1732千卡	510千卡	599千卡	623千卡

* 数据会因食材产地或种类不同而有所变化，热量仅供参考

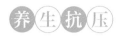

一日三餐食谱（1781千卡／天）

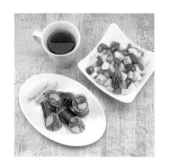

早餐
柠檬鸡柳吐司卷套餐

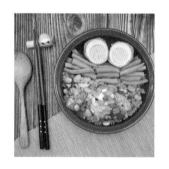

午餐
三文鱼炊饭套餐

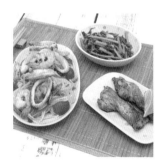

晚餐
海鲜凉面套餐

早餐
柠檬鸡柳吐司卷套餐

POINT 具有柠檬清香的鸡柳与新鲜蔬菜夹在吐司卷中，清爽不油腻。

🍙柠檬鸡柳吐司卷　287千卡

材料						
去边全麦吐司	2片（薄片）	胡萝卜	40克	白胡椒	少许
鸡柳	70克	海苔	1/2片	盐	少许
黄瓜	50克	柠檬汁	1茶匙	柠檬皮	少许

做法
1. 鸡柳洗净，用少许白胡椒、盐、柠檬汁与柠檬皮（柠檬表皮绿色部分用削皮刀稍微刮下来一点）腌渍15分钟，再把鸡柳放入锅中煎熟备用。
2. 黄瓜、胡萝卜洗净，切成细长条状，用盐抓腌一会儿，再沥干备用。
3. 海苔剪成与去边吐司相同大小，竹帘上先放上海苔，摆上吐司，再在吐司中间偏下位置，依次放上鸡柳、黄瓜条与胡萝卜条，用保鲜膜辅助卷成寿司状即可食用。

🍙苹果蔬菜沙拉　284千卡

材料					
秋葵	50克	苹果	120克	胡麻酱	2茶匙
玉米笋	50克	原味综合坚果	10克		
胡萝卜	30克	奶酪	30克		

做法
1. 秋葵、玉米笋与胡萝卜洗净，切成适口大小，用沸水烫熟后捞出，放入冰水中冰镇备用。
2. 苹果洗净切小块，与蔬菜拌一下，加入坚果、奶酪与胡麻酱即可食用。

🍙无糖红茶　0千卡

材料			
红茶包	1包	热水	300毫升

做法
红茶包用热水泡开即可。

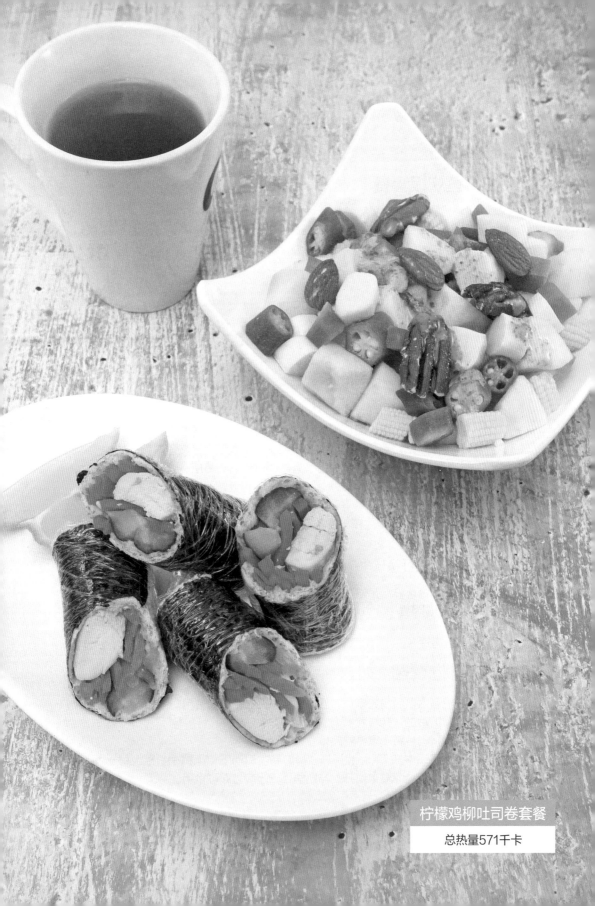

柠檬鸡柳吐司卷套餐

总热量571千卡

午餐
三文鱼炊饭套餐

POINT 三文鱼含有ω-3脂肪酸，对于抑制炎症、保护心血管有益；三文鱼还含有蛋白质、虾青素、维生素D、B族维生素等，有助于维持神经健康。

🍲 三文鱼炊饭　437千卡

材料							
糙米	60克	毛豆仁	10克	米酒	少许
三文鱼	80克	新鲜香菇	50克	白胡椒粉	少许
番茄	100克	酱油	1茶匙		

做法
1. 糙米洗净，新鲜香菇与番茄洗净切块备用。
2. 三文鱼洗净切块后，用少许米酒抓腌。
3. 取一炒锅烧热，将香菇块、番茄块、毛豆仁、三文鱼块稍微拌炒后，加入糙米与酱油炒匀，撒上适量白胡椒粉后，将所有食材倒入电饭煲中，加入60毫升的鸡汤或水，按下开关，将饭做熟即可。

POINT 这是蛋白质非常丰富的一道菜。选择猪瘦肉，脂肪含量低，更健康。猪肉片可换成牛肉片。

🍲 水煮蛋猪肉卷　160千卡

材料		腌料			
猪瘦肉片	30克	酱油	1/2茶匙	盐	少许
鸡蛋	1颗	白糖	1/2茶匙		
四季豆	50克	蒜末	少许		

做法
1. 鸡蛋煮熟后剥壳备用，四季豆洗净烫熟，撒盐备用。
2. 猪肉片加入腌料腌15分钟。
3. 用猪肉片将水煮蛋卷起来。
4. 平底锅中加1茶匙油烧热，猪肉卷收口向下放入锅中，煎至每一面都上色，待稍凉对半切开，与四季豆一起装盘即可食用。

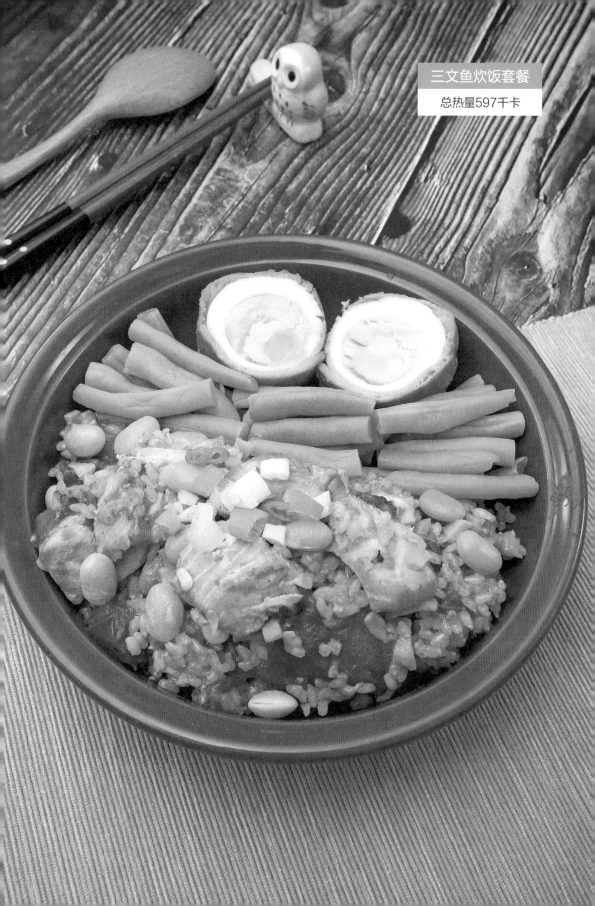

三文鱼炊饭套餐
总热量597千卡

晚餐
海鲜凉面套餐

POINT 青木瓜含有β-胡萝卜素与木瓜酶，有调节生理功能及排出体内垃圾的作用，搭配低脂、高蛋白的海鲜与酸辣的酱汁，消暑开胃。

🍚 海鲜凉面　328千卡

材料			酱汁			腌料		
	凉面（熟重）	120克		海米	1茶匙		辣椒末	少许
	虾仁	90克		白糖	1茶匙		香菜末	少许
	鱿鱼圈	50克		柠檬汁	2茶匙		盐	少许
	青木瓜	100克		蒜末	5克		米酒	少许
	小番茄	90克		姜末	5克			
	花生米	10克		鱼露	1茶匙			

做法
1. 将海米用清水冲洗一下，放入烤箱稍稍烤干（大约烤5分钟），放凉备用。把酱汁材料放入碗中搅拌均匀备用。
2. 青木瓜洗净后去皮切丝；小番茄洗净后，对半切开。
3. 青木瓜丝先用少许盐抓腌15分钟，再用凉白开冲洗，把水分挤干后淋上酱汁拌匀备用。
4. 面条煮熟，放凉备用。洗净的虾仁与鱿鱼圈用米酒与盐抓腌一下，放入平底锅中煎至熟透即可起锅。
5. 取一个碗放上面条、凉拌青木瓜丝、虾仁与鱿鱼圈，再放上花生米与小番茄即可食用。

🍚 香烤鸡腿肉　215千卡

材料			腌料				
	去骨鸡腿肉	100克		酱油	1茶匙	意式香料	1/4茶匙
				米酒	1茶匙		

做法
1. 鸡腿肉洗净，用腌料抓腌15分钟备用。
2. 将腌好的鸡腿肉放入烤箱，180℃烤20分钟即可。

🍚 蒜香空心菜　70千卡

材料					
	空心菜	100克		盐	少许
	蒜末	5克			

做法
1. 空心菜洗净，切段备用。
2. 取一炒锅，放油烧热，将蒜末放入锅中爆香，再放入空心菜炒熟，起锅前撒盐拌匀即可。

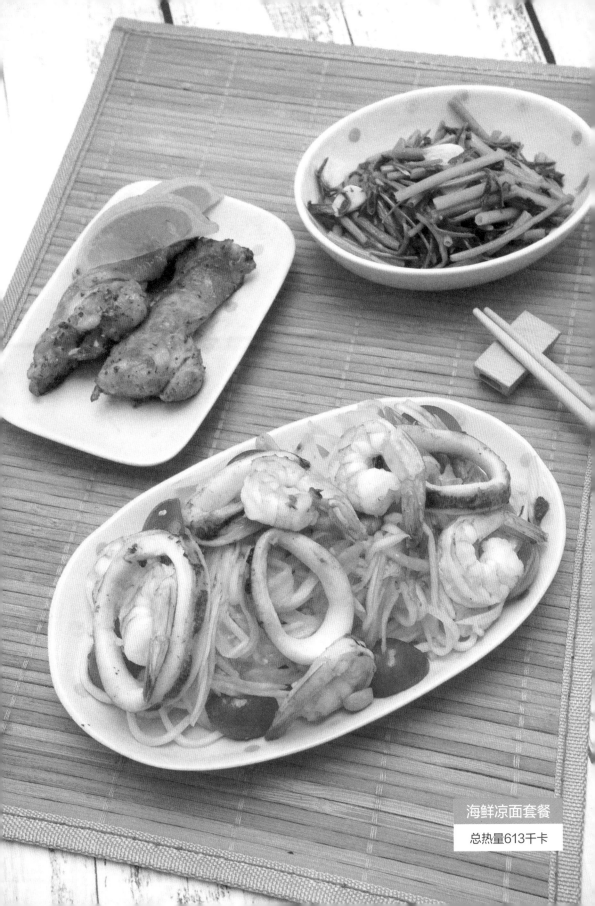

海鲜凉面套餐

总热量613千卡

14天 外 食 减 脂

照着吃，甩油保健康

忙碌的上班族总没有时间自己做饭，想在外面就餐又怕越吃越胖。根据以下方法选择食物，有助于减少脂肪的摄取量。

1·早餐

如果想通过控制糖类摄取维持体重，可减少主食的量。早餐的主食可以选择红薯、燕麦粥、高纤吐司等。便利店的饭团适合活动量较高的人，有重量训练或规律运动习惯的人可多吃淀粉类储存热量。蔬菜沙拉与水果沙拉是膳食纤维的良好来源，可以适量食用。在饮品方面，无糖豆浆、鲜奶、无糖茶类、美式咖啡都是不错的选择。如果想喝拿铁，最好选择无糖拿铁。

要避免摄取高油脂的早餐，如油条、奶酥面包、蛋糕等。高油脂的早餐只会让人越吃越胖。

2 · 午餐、晚餐

在外用餐的人应该选择多样化且高膳食纤维的菜品，这样才能避免营养素摄取不均衡。点菜时，可以用杂粮饭代替白米饭，并至少选择两份蔬菜。

另外，应避免选择煎、炸的菜品，多选择蒸、炒、煮的菜品。蒸煮的食物能保留食物本身的营养，而且可避免高温烹制时造成的脂质过氧化。此外，当蒸煮富含油脂的食物（如肉类）时，还可析出部分油脂，减低油腻感。

还应记得少选择加工食品。例如，鱼丸、贡丸等可能会加入黏合剂以增加弹性；腌萝卜、火腿、香肠等可能加入人工合成色素以提升美观度；香肠、火腿、腊肉、培根等加工肉制品则可能加入护色剂，以使其能在室温下存放并呈现鲜红色泽。此外，为了增加风味，加工食品通常会加入大量味精或盐。因此，建议在选择食材时尽量选择未加工的原形食物，以避免摄取过多的人工合成物质。

3 · 水果

在外用餐者最担心水果摄取量不足。可以在便利店购买水果，也可以到水果店采购一周的水果放进冰箱保存。番石榴、柳橙、橘子、梨、苹果等都可以存放较长时间。养成每天吃水果的习惯对健康有益。

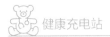 健康充电站

充分利用便利店

如今，便利店有不少鲜食，食材与热量标示得很清楚。需要控制热量的人，可以根据自己的具体情况选择适当的食物。例如，一个成年男性一餐的热量通常需要700～800千卡，选择一份咖喱鸡烩饭，再搭配一份蔬菜沙拉，热量足够且膳食纤维含量高，是不错的选择。女性一餐的热量通常需要500～600千卡，可选择热量低一点的盒饭，再搭配一份水果或蔬菜沙拉。

如果想喝饮料，可以选择无糖茶类。血压高的人要注意食品配料表中的钠含量，一餐中的钠摄取量不要超过600毫克。

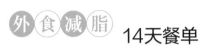 **14天餐单**

＊ 1400～1500千卡／天
＊ 市售产品食材分量或食材产地各有不同，热量仅供参考

热量	早餐	午餐	晚餐
第1天	**便利店** 烤红薯1个（120克） 茶叶蛋1颗 鲜奶240克 苹果1个	**自助点餐** 杂粮饭半碗 炒蔬菜2份 皮蛋豆腐1份 清蒸鱼1份	**面食馆** 海鲜乌冬面1碗 （中碗的面量，汤不要喝或只喝一半） 烫青菜1份
1461千卡	425千卡	496千卡	540千卡
第2天	**早餐店** 皮蛋瘦肉粥1碗 无糖豆浆300毫升	**面食馆** 圆白菜猪肉水饺8个 烫青菜（或凉拌黄瓜）1份	**海鲜小火锅店** 海带汤底小火锅1份 菠萝半碗
1462千卡	481千卡	470千卡	511千卡
第3天	**便利店** 无糖酸奶100克 香蕉1根（110克） 原味综合坚果20克 无糖拿铁中杯（热）	**自助点餐** 杂粮饭半碗 炒蔬菜2份 卤鸡腿1只 白萝卜汤1碗	**卤味店** 青菜2份 香菇1份 鸡蛋1份 豆腐干1份 粉丝1份
1441千卡	501千卡	530千卡	410千卡
第4天	**西式快餐店** 猪肉堡1个 蔬果沙拉1份 无糖热红茶1杯	**面食馆** 清炖牛肉面1碗 （中碗的面量） 烫青菜1份	**寿司店** 生鱼片寿司4个 味噌汤1碗 茶碗蒸1份 烫青菜1份 柳橙1个
1473千卡	393千卡	550千卡	530千卡

续表

热量	早餐	午餐	晚餐
第5天	**便利店** 茶叶蛋1颗 原味综合坚果20克 水果1盒 无糖酸奶200克	**小吃店** 润饼卷1份 （无糖花生粉） 骨仔肉汤1碗	**意式餐厅** 清炒海鲜意大利面1碗 番茄清汤1碗 蔬果沙拉1份
1426千卡	391千卡	480千卡	555千卡
第6天	**早餐店** 夹蛋杂粮馒头1个 苹果1个（120克） 无糖红茶1杯	**面食馆** 阳春汤面1碗 猪头肉1份 卤蛋1颗 烫青菜1份	**便利店** 五色温蔬菜1盒 关东煮玉米2块 关东煮萝卜2块 关东煮香菇2块 茶叶蛋1颗 水果拼盘1份
1445千卡	415千卡	550千卡	480千卡
第7天	**便利店** 金枪鱼饭团1个 蔬菜沙拉1份 无糖拿铁中杯（热）	**健康套餐店** 香煎鸡胸套餐1份 （主食约半碗饭） 番石榴半个	**韩式餐厅** 韩式泡菜锅1份 无糖绿茶1杯
1494千卡	484千卡	510千卡	500千卡
第8天	**便利店** 无糖燕麦饮品300毫升 蔬菜沙拉1份 熟鸡胸肉110克 苹果1个（120克）	**越南料理店** 越式鸡肉河粉1份 炒青菜1盘	**铁板烧店** 米饭半碗 炒虾仁1份 炒空心菜1份 炒豆芽1份 紫菜蛋花汤1碗 无糖绿茶1杯
1497千卡	442千卡	550千卡	505千卡
第9天	**早餐店** 蔬菜蛋饼1个 无糖豆浆300毫升	**健康套餐店** 烤鲷鱼片套餐1份 （主食约3/4碗饭） 橘子1个	**日式餐厅** 酱油拉面1碗 （汤不喝或只喝一半）
1468千卡	426千卡	494千卡	548千卡

热量	早餐	午餐	晚餐
第10天	**便利店** 烤红薯1个（120克） 香草烤鸡沙拉1份 香蕉1根（110克） 美式咖啡1杯	**面食馆** 酸辣凉面（小）1碗 味噌汤1碗 卤海带1份	**西式排餐店** 蔬果沙拉1份 海鲜番茄汤1碗 香煎鲈鱼排餐1份 无糖绿茶1杯
1484千卡	434千卡	445千卡	605千卡
第11天	**西式快餐店** 番茄吉士蛋堡1个 综合果汁1杯 （200毫升）	**面食馆** 海鲜炒乌冬面1碗 凉拌黄瓜1份 猕猴桃1个	**自助点餐** 杂粮饭半碗 炒蔬菜2份 蒜泥白肉1份 紫菜汤1碗
1499千卡	381千卡	612千卡	506千卡
第12天	**便利店** 红薯鸡胸肉沙拉1份 无糖豆浆450毫升 小番茄190克	**韩式餐厅** 石锅拌饭1份 （饭的量减少1/2）	**烤鸡速食店** 烤鸡腿1只 凉拌西蓝花1份 无糖绿茶1杯
1483千卡	437千卡	580千卡	466千卡
第13天	**早餐店** 蔬菜奶酪蛋饼1个 无糖豆浆300毫升	**自助点餐** 杂粮饭半碗 炒蔬菜2份 葱油鸡腿1份 紫菜汤1碗 葡萄100克	**牛肉面店** 原汁牛肉面1碗 （面的量减少1/2）
1495千卡	420千卡	515千卡	560千卡
第14天	**西式快餐店** 鸡肉三明治1个 无糖红茶1杯 苹果1个（120克）	**健康套餐店** 烤青花鱼套餐1份 （主食约3/4碗）	**西式快餐店** 牛油果鲜虾潜艇堡1个 无糖绿茶1杯 西瓜1碗（180克）
1404千卡	415千卡	580千卡	409千卡

营养师也会在外就餐

一般来说，我的早餐与晚餐会自己做，午餐常常会在外面吃。我通常会去住所或工作地点附近的餐馆。我在外就餐的频率是每周5~7餐。我在平日里很注重饮食，在假日里也会与家人朋友在外享受美食，放松一下。

在外就餐时，我会配合亲友，不会坚持一定要吃什么。只要把握高纤、少油、少盐的原则，即使在外就餐，也可以吃得很健康。

偶尔为了方便，我也会吃泡面，我会选择非油炸面饼，并且加入蔬菜、鸡蛋（或肉片）一起煮，保证食物种类的多样性。但泡面钠含量高，因此要减少酱料包的用量。

特别提醒，在外就餐很容易引起水肿，但只要严格控制钠的摄取量、多吃蔬菜、多喝水，很快就可以让潴留在身体里的水分排出。另外，经常在外就餐的人可以多喝茶，茶叶中的儿茶素对健康有益，还具有利尿功效，一举多得。

×

第四部分

抗老饮食生活与日常保健

预防医学的重要性

均衡饮食帮助提升免疫力

保健品该怎么吃

增强心肺功能的运动

预防医学的重要性

经历过前几年特殊时期，人们开始重视预防医学，健康意识有了改变。

最新健康趋势

❶ 推崇提升免疫力、预防疾病的健康饮食

以往进行饮食控制的人，一部分是想减肥的人，一部分是已经罹患慢性病如糖尿病、高血压等的人。现在，大家对免疫力更加关注，开始注重提升免疫力的饮食习惯。这种转变非常好，饮食控制不但可以将体重维持在标准范围内，让外表看起来更年轻，还可以降低罹患慢性病的概率，延缓器官老化的速度，一举多得。

❷ 开始重视保健品或功能性食品的补充

这几年，保健品市场蓬勃发展。繁忙的上班族经常在外就餐，往往无法均衡摄取足量的营养素，通常会考虑直接摄取保健品或功能性食品。但保健品或功能性食品也不能随意摄取，摄取不必要的保健品或功能性食品反而会造成健康负担。我们应学习正确的营养知识，提高辨识能力，也可以寻求专业人士

的帮助，这样才能知道自己缺乏什么营养素，以及如何选择适合的保健品或功能性食品。

❸ 重视食材来源，推崇有机、环保的食材

如今，人们已经意识到生态环境的重要性："地球健康了，生存在地球上的人才会健康"。人们开始重视食材来源，要求食材来源可追溯并符合洁净标准，认为吃得安心是维持健康的第一步。这种转变让食品厂商更注重原材料的溯源及食品品质管理，对消费者来说是一种好的转变。

❹ 产生运动动机，养成运动习惯

运动可以增强自身的免疫力并维持体能，这是大家早就知道的事情，只是以往没有迫切的需要，所以大家对此漠不关心。现如今，人们迫切地想要强身健体，于是便产生了运动动机。当无法外出运动时，居家运动流行起来，练瑜伽、跳健身操成为风尚，这也让大家养成了运动习惯。

❺ 注重心理健康

大家往往比较重视生理健康，容易忽略心理健康，但随着"心理感冒者"越来越多，很多人开始出现不良情绪，如焦虑、恐惧、抑郁等，需要心理咨询的人越来越多，人们逐渐开始重视心理健康。

预防医学让我们懂得通过健康饮食、有效运动、调适心理来照顾自己的身体。保持这样的健康习惯不仅能延长健康寿命，还能减少不必要的医疗负担，享受健康快乐的人生。

均衡饮食帮助提升免疫力

摄取多种食材获取营养素：彩虹饮食法

健康饮食对提升免疫力极为重要，但现代人生活节奏快、经常在外就餐，很难兼顾营养摄取，该怎么办？有一种简单易行的彩虹饮食法，仅需通过摄取不同颜色的食物，即可确保各种营养素的摄取，这对于大部分的人而言，容易理解，也容易执行。简而言之，不同颜色的食物所含的成分不完全相同，且植物性食物通常富含膳食纤维、维生素及矿物质，有助于提升人体的免疫力。

没有一种食物包含所有的营养素，因此我们必须摄取不同的食物，同时也需要控制加工食品、高盐食物及精制糖类食物的摄取量。

执行彩虹饮食法需要摄取五种颜色的植物性食物。

1 紫黑色食物

紫黑色食物含有花青素、绿原酸、酚酸类、白藜芦醇等，例如海带、紫米、蓝莓、葡萄等。

2 白色食物

白色食物含有大蒜素、槲皮素等，例如洋葱、大蒜、圆白菜、白色菇类、白萝卜等。

3 绿色食物

绿色食物含有叶绿素、儿茶素、异硫氰酸酯等，例如西蓝花、菠菜、红薯叶、芦笋、猕猴桃等。

4 红色食物

红色食物含有番茄红素、辣椒红素、鞣花酸等，例如番茄、红彩椒、根甜菜、蔓越莓、樱桃等。

5 橘黄色食物

橘黄色食物含有类胡萝卜素、类黄酮素、叶黄素、玉米黄素、柠檬黄素等，例如南瓜、胡萝卜、黄彩椒、芒果、木瓜、柑橘等。

植物化学物通常有增强免疫力、清除自由基、预防细胞受损、抑制炎症、促进正常代谢等生理作用。大部分人紫黑色食物摄取较少，例如有人不吃海带，或平时很少吃葡萄、蓝莓等水果，便容易缺乏花青素等。其实我们只要在蒸米饭时添加点紫米，在米饭上撒点熟黑芝麻，并适量吃紫菜、海苔、紫薯、紫洋葱、紫葡萄，就能摄取足量的紫黑色食物。

免疫细胞需要优质蛋白质

蛋白质是免疫球蛋白的重要成分，因此摄取足量的蛋白质非常重要。如果摄取的蛋白质不足，体力与免疫力就会下降。如果生病时胃口差，摄取的蛋白质不足，身体的复原速度就会变慢，免疫力也会受到影响。而生病时饮用鸡汤可以快速补充氨基酸，帮助身体恢复体力。为了获得足量的蛋白质，我们每餐都应该摄取豆鱼蛋肉类食物，每餐至少应摄取一手掌大小的豆鱼蛋肉类食物，豆腐、鸡蛋、瘦肉等都是不错的选择。另外，建议每周至少吃2次鱼类，因为鱼类含有EPA、DHA等多不饱和脂肪酸，适量摄取可减少炎性物质产生，增强免疫系统功能。

获取优质油脂维持正常免疫功能

过量摄取油炸食物会降低免疫力，因此我们可以多采用蒸、煮等少油烹调方法，例如炸豆腐可以改成凉拌豆腐，炸鱼可以改成蒸鱼，炸鸡可以改成白斩鸡等。

减少油炸食物的摄取是为了减少过氧化脂质的摄取，而非推广无油饮食。事实上，完全不摄取油脂反而会使代谢异常，免疫功能下降。因此，每天应摄取适量的优质油脂。例如，坚果含有丰富的不饱和脂肪酸、钾、镁、铜、锌和膳食纤维，建议养成每日吃坚果的习惯。除了摄取优质油脂，还需要减少饱和脂肪酸的摄取，尽量少吃高油、高钠的零食或油炸食品，以降低心血管疾病的发生风险。

增强肠道免疫系统的功能可以提升免疫力

增强肠道免疫系统的功能也能提升免疫力，因为肠道不仅是消化器官，也是人体最大的免疫战场。在肠黏膜上，数量庞大的肠道细菌构成了第一道防线，当肠道内益生菌的比例较高时，可创造出更完善的免疫系统。相反，如果长期保持不良饮食习惯与非正常生活作息，将会使肠道有害菌滋生，进而降低人体的免疫力。合理摄取营养素可以使肠道菌群平衡，让人体更加健康。

我们可以在日常饮食中摄取富含益生菌的食物，酸奶、味噌、泡菜、纳豆等发酵食品都含有益生菌。另外，摄取含有益生元的食物能够促进肠道内益生菌的代谢和增殖，增强肠道免疫系统功能，进而提升人体免疫力。含有益生元的食物有全谷类、蔬菜类、水果类、豆类等。

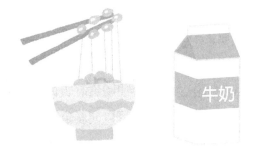

保健品该怎么吃

以前，许多人对保健品的需求和重视程度不高，对其功效和安全性也缺乏足够的认知和了解。现在，人们开始关注健康和免疫力，对保健品的需求和关注程度也随之提高，并开始崇尚健康的饮食和生活方式。然而，吃保健品并不是万能的解决方案，维持健康饮食才是正确之道。

保健品可以为人体提供一些额外的营养，但身体是否需要，则取决于个人的饮食习惯、生活方式、健康状况等因素。某些人由于种种原因无法通过饮食来获得足量的营养素（例如素食者），或者在某些时期需要特定的营养补充（例如孕妇、老年人、患病者），这些人可能需要通过吃保健品来补充营养素。

然而，对于健康人来说，通过均衡的饮食和健康的生活方式，就可以获得足量的营养素，而且对于大部分人而言，保健品并不能完全取代均衡的饮食和健康的生活方式。此外，保健品的安全性和效果也需要得到充分的评估和证明。因此，是否需要吃保健品应该根据个人情况和需要进行判断，建议在选择保健品之前，先咨询专业医护人员或营养师。

身为营养师，如何选择保健品

我认为，首先要选择**品质有保障**的保健品。

其次，要选择实证研究多且安全性高的保健品。例如众多研究表明，维生素C剂量足够时可降低感冒发病率，并且可缩短感冒的时间，减轻症状。此外，维生素C可以增强人体抗氧化能力，保护免疫细胞，使其免受自由基的损伤。维生素C是水溶性维生素，多余的维生素C会排出体外，不会在身体中蓄积，因此，维生素C在正常使用的情况下并不会产生毒性。我在较疲劳及抵抗力较弱时，会补充维生素C来预防感冒，并且摄取充足水分，帮助提升免疫力。

又如，鱼油中的ω-3脂肪酸可以帮助调节免疫系统的功能，增强身体对疾病的抵抗力，减轻关节炎症状，它对控制血脂也有益处，可以降低心脏病发作的风险。研究显示，它还有助于改善记忆力、注意力和认知功能。然而，鱼油可能含有汞、多氯联苯等污染物质，如果长期大量摄取来源不明的鱼油，可能会对人体造成伤害。因此，如果想要使用鱼油补充剂，最好选择来源可靠的产品，并在医生或营养师的指导下进行使用，根据个人情况进行剂量调整。我每周会吃2~3次鱼类，且每日摄取坚果类，因此ω-3脂肪酸的摄取量较为充足，身体也没有慢性炎症问题，因此我不会考虑补充鱼油。

而维生素D有助于钙的吸收，可以维持骨骼和牙齿健康，还能增强免疫力，降低感染和发炎风险。人体每天只需日晒10~15分钟，即可自行合成维生素D。维生素D也可以从乳制品、鸡蛋、油脂含量较高的鱼类（如青花鱼、三文鱼、秋刀鱼）、晒过的蘑菇中摄取。因此，除非是长期待在室内不晒太阳的患者、全素食者及不吃鱼类的人，否则一般人的维生素D摄取应该是充足的，较少出现缺乏的情况。因此，是否需要补充维生素D这一问题的答案就很明确了。

保健品应该根据个人的需要和身体状况进行选择，不能盲目购买。

以下是选择保健品时需要注意的几点。

❶ 要留意自己的饮食习惯，优先通过饮食获取所需的营养素，明确保健品只应作为饮食不足时的补充。例如，无法足量摄取蔬果时，维生素C可能会缺乏，此时可考虑补充维生素C；素食者容易缺乏维生素B_{12}，可从保健品中补充。

❷ 如果你正在服用处方药或其他营养补充剂，同时想选择保健品，需咨询医生或营养师，确保没有不良的相互作用。例如鱼油与抗凝血剂一起使用，会影响凝血功能而增加出血风险，容易增加出血性脑卒中的发生风险。又如，降脂药不能与红曲一起服用，否则容易加重药效。

❸ 选择可靠的品牌，优先考虑经过认证或检验的产品。例如，某保健品通过保健食品GMP（良好生产规范）认证，代表该产品的生产过程符合国际标准。也可以挑选具有健康食品标识的产品，这样的产品在成分、功能、安全性等方面皆符合规定。

④ 依照保健品标签上的建议剂量使用，不要超过推荐剂量。例如维生素A、维生素D、维生素E、维生素K是脂溶性维生素，摄取过多会蓄积在肝脏中产生毒性。如果感到任何不适，如头痛、恶心、腹泻等，请停止使用营养品并咨询医生。

⑤ 营养品的保存要特别小心，不要让其曝露在高温、潮湿、阳光照射的环境下，以免影响其品质和功效。

总体来说，选择保健品应该谨慎，并且应基于个人需要和身体状况进行选择。

增强心肺功能的运动

　　增强心肺功能的运动是非常必要的，有助于我们恢复身体健康，提升免疫力，并降低心血管疾病的发生风险，减少焦虑、抑郁等心理问题的产生。建议每周至少进行150分钟的中强度有氧运动，以维持身体健康。

　　建议没有运动习惯的人先从每周3次，每次30分钟有氧运动开始，逐渐形成运动习惯后，可增加至每周进行150分钟中强度的有氧运动或75分钟高强度的有氧运动，还应有适当的抗阻训练。具体运动方案可以根据个人的健康状况和喜好进行选择，例如，如果喜欢户外活动，可以选择快走、骑自行车等；如果喜欢音乐和舞蹈，可以选择跳舞等。

　　养成每天或每周固定时间运动的习惯非常重要，例如，在每天早上或每周末运动，让运动成为日常生活的一部分。此外，记录运动时间和成就，或参加比赛和挑战活动，可以达到激励自己的效果。重要的是，要注意身体的反应，如果感觉疲劳或不适，应该减少运动量或停止运动，避免因运动引起身体损伤。最后，建议在开始运动前咨询医生或运动教练，提高运动方案的安全性和有效性。

以下是常见的增强心肺功能的运动项目。

1 快走、慢跑

快走、慢跑可以增强心肺功能，并且有消耗热量、维持躯干稳定的作用，帮助保持健康体态。

2 游泳

游泳是一种全身运动，能够有效地提高肺活量和最大摄氧量，增强肌肉力量，还能帮助放松身体，减轻压力，并减少体脂，促进身体健康。

3 骑自行车

骑自行车是一种有氧运动，能够帮助增强心肺功能，提高氧气的吸收和运用能力，还能增强肌肉力量和耐力。

4 跳舞或进行其他有节奏的运动

跳舞或进行其他有节奏的运动能够增强心肺功能，还能提高身体的协调性和灵活度。

5 高强度间歇训练（HIIT）

这是一种重复进行高强度训练且在训练之间设置短暂休息的训练方式，能够显著提高最大摄氧量、心肌收缩功能，提高心肺功能和代谢率，还能增强肌肉力量和耐力，而且与其他形式的运动相比，HIIT的效果更为显著，比较适合体能较好的人。初阶运动者可先从有氧运动开始，等到体能变好时，再尝试HIIT。

健康小提醒

如果有以下情况，请在计划运动之前咨询医生或运动教练。

① 有心脏病、肺部疾病、高血压或其他慢性疾病。

② 曾经接受过特殊手术或长期服用药物。

③ 有关节疾病、脊椎疾病、神经系统疾病或其他骨骼肌肉问题。

④ 已怀孕。

⑤ 年龄超过50岁，之前几乎没有运动经验。

⑥ 重度肥胖。

⑦ 有呼吸系统问题（如哮喘）。

为什么每天运动却瘦不下来

想要减肥成功就要运动，但为什么天天运动还瘦不下来，甚至越来越重？可能有以下几种原因。

1 没有制造热量赤字

制造热量赤字是减肥成功的关键。即使天天都运动，但仍然摄取高热量、低营养价值的食物，那么减肥效果还是会不理想。运动后通常会感到饥饿，如果在运动后没有控制热量摄取，反而狂吃高脂、高糖食物，不仅会抵销运动所消耗的热量，还可能造成热量过剩，让多余的热量变成脂肪囤积在体内。

② 运动强度不够

如果运动强度过小，就无法消耗足够的热量，减重自然不明显。例如你觉得已经走了很久的路，但其实只消耗了50千卡热量。对减肥最有效果的是中高强度的有氧运动和抗阻训练，且每周的运动时间要达到150~250分钟，这样才能提高代谢率和肌肉量，帮助减轻体重。

③ 肌肉增加导致变重

有的人虽然体重没有明显减轻，但体脂率降低，使肌肉量增加，肌肉比脂肪重，所以身体看起来较结实，而体重会保持不变，甚至增加。此时如果想要增肌，可以维持运动，增加抗阻训练，并在饮食中多摄取糖类与蛋白质。

图书在版编目（CIP）数据

吃出不老体质 / 廖欣仪著. -- 北京：中国轻工业
出版社，2025.2. -- ISBN 978-7-5184-5241-5

Ⅰ. R155.1-49

中国国家版本馆CIP数据核字第2024DT6360号

责任编辑：程　莹　　责任终审：劳国强　　设计制作：锋尚设计
策划编辑：程　莹　　责任校对：朱燕春　　责任监印：张京华

出版发行：中国轻工业出版社（北京鲁谷东街5号，邮编：100040）

印　　刷：艺堂印刷（天津）有限公司

经　　销：各地新华书店

版　　次：2025年2月第1版第1次印刷

开　　本：710×1000　1/16　印张：14

字　　数：240千字

书　　号：ISBN 978-7-5184-5241-5　定价：58.00元

邮购电话：010-85119873

发行电话：010-85119832　010-85119912

网　　址：http://www.chlip.com.cn

Email：club@chlip.com.cn

版权所有　侵权必究

如发现图书残缺请与我社邮购联系调换

240194S2X101ZYW